华人心理治疗与咨询精粹丛书

关系的
评估与修复

**培养家庭治疗师必备的
核心能力**

赵文滔 许皓宜 著

华东师范大学出版社
·上海·

图书在版编目(CIP)数据

关系的评估与修复:培养家庭治疗师必备的核心能力/
赵文滔,许皓宜著.—上海:华东师范大学出版社,2017
ISBN 978 - 7 - 5675 - 6322 - 3

Ⅰ.①关…　Ⅱ.①赵…②许…　Ⅲ.①精神疗法
Ⅳ.①R749.055

中国版本图书馆 CIP 数据核字(2017)第 061489 号

关系的评估与修复:培养家庭治疗师必备的核心能力

著　　者　赵文滔　许皓宜
策划组稿　张俊玲
项目编辑　王国红
审读编辑　章　恳
责任校对　胡　静
装帧设计　卢晓红

出版发行　华东师范大学出版社
社　　址　上海市中山北路 3663 号　邮编 200062
网　　址　www.ecnupress.com.cn
电　　话　021 - 60821666　行政传真 021 - 62572105
客服电话　021 - 62865537　门市(邮购)电话 021 - 62869887
地　　址　上海市中山北路 3663 号华东师范大学校内先锋路口
网　　店　http://hdsdcbs.tmall.com

印刷 者　常熟市文化印刷有限公司
开　　本　787 毫米×1092 毫米　1/16
印　　张　16.25
字　　数　228 千字
版　　次　2017 年 5 月第 1 版
印　　次　2024 年 1 月第 6 次
书　　号　ISBN 978 - 7 - 5675 - 6322 - 3
定　　价　58.00 元

出 版 人　王　焰

(如发现本版图书有印订质量问题,请寄回本社客服中心调换或电话 021 - 62865537 联系)

"心之源"丛书总序

赵旭东

　　一个学科的发展,不仅需要概论性及技术性的书,更需要梳理这个学科的里程碑式的奠基之作,以及介绍当今最新发展的重要著作。心理治疗在当今世界的发展,早已超越经典的各门各派的独立发展,而趋于后现代与本土的整合,在技术上百花齐放的同时,具有越来越多理论的共识。在这样的背景下,华东师范大学出版社发挥自身在教育心理出版方面的深远影响,以经典和专业为宗旨,带着研究开发的心态,认真整理,出经典,出精品;专业著作和大众成长类同时推出,以大众类图书普及知识,提供自助信息,以专业著作深化学科发展;翻译上细心打磨、多重审校,保证品质——这些都不失为回应现实需要、指导实践和引领学科发展的重要举措。

　　"心之源"丛书的选书、出书是个浩大工程。在选书过程中,不仅各位编委认真研究、积极梳理,家庭治疗的老前辈哈琳·安德森、李维榕博士大力推荐经典书目,约翰·米勒博士提供美国心理治疗领域百读不厌、经久不衰及最新的重要著作,来自中国台湾的吴熙琄老师、王浩威老师贡献多年合作选书出书的经验并推荐本土书目,身居加拿大的鲍立铣博士也积极参与。在众多学者、专家推荐的基础上,我们选择了重复推荐次数最多的书目先行出版,并且很荣幸地按计划推出第一批心理治疗的重要著作。在与多位不同年龄、资历的同道一起迎接这个初步成果的时刻,我想跟大家分享一下参与者们辛勤务实的匠心背后应该告诉人们的心愿、动机,以及他们在学理上对于心理治疗之"道"的领悟。

　　心理治疗在中国是一个既古老又年轻的学术技术领域,人们对它既感到熟悉,又觉得陌生。作为一种文化现象,利用情绪安抚、励志教化、行为规训等方法来改变人的心身健康状况,一直是我们中国的人文及医药传统的长项。可是,作为一个单独学科的心理治疗在中国并没有得到充分的发展,时至今日还没有合适的地位,其对社会、民众的作用也未得到认可。没有几本好书可看,就是这个学科屡弱的标志。

没书可看的局面,与心理学的发展历程以及在中国的坎坷命运有关。说到此处,一般就会有人提到具体的社会运动的影响。但我在此更想说有关认识论、方法论的问题。

自从西方的心理学在 19 世纪从哲学中"离家出走",努力把自己当作自然科学的一个分支发展以来,心理治疗由于其与人文的密切关联而成为一个纷争不断的问题领域。科学主义者用自然科学实证研究方法,力图将心理治疗里面的混杂因素甩干净,意图发现可观察的现象与事实之间的清晰的因果联系;而人文主义者恰恰顽强抵制着非人化的尝试,继续靠感悟、体验和思辨的方法,死守由心理学的哲学传统围起来的意义的王国。前者走的是"解释心理学"的路,后者走的是"理解心理学"的道。

例如,号称现代心理治疗鼻祖的弗洛伊德及其追随者们,用了科学的概念、术语,串起神话、催眠、自由联想、释梦、心理防御机制、客体关系、依恋等内涵丰富的人类体验,发展了庞大的理论与实践体系,曾经在西方占过心理治疗大半壁江山,也影响了心理学、医学及其他许多学科,但到现在也不被科学认可。相比之下,以巴甫洛夫条件反射学说为基础的行为主义,沾了前者的光,一路昂首挺胸走来,几乎所向披靡。不过,即使这个比较符合唯物主义、自然科学研究范式的心理学流派,其主要用途是用于"解释高级神经活动",也并没有在改革开放之前的中国促成临床上的行为治疗的开展,因为一旦用于活生生的临床患者,心理治疗就不是像训练狗、鸽子、小鼠那么简单,一定是人文的实践了,而这又是上述时期不可能得到鼓励或支持的工作。

也就是说,片面强调科学性的解释心理学与重视人文的理解心理学之间的"方法之争"一直持续了百余年,加上我国社会的一些历史原因,二者结合以致显著影响了心理治疗的引进、传播与发展。这是近百年来的积弊沉疴,应该尽力革除、矫治。对此最有效的办法之一,就是引进出版国外的经典及重要的著作,并致力于及时整理、出版蕴含本土文化理论与实践的成果。

心理治疗与咨询方面的著作虽在近 30 年来有很多出版,但仍然存在以下问题:(1)不够全面,缺乏深度和系统性——或偏于概论性的基础读物,或重于实践导向的技术引进,或立足于某一流派的引介,缺乏整体的考虑,尤其是缺乏经典著作和理论发展源头的整理;(2)在专业与应用之间,科普与大众需求之间存在很大差距;(3)许多著作的学术价值不高,既不科学也缺乏人文精神与境界,有的著作翻译质量还有待提高。

除了精神分析和行为治疗,世界上很多其他行之有效的心理治疗形式和流派在中国的知晓率更低。在这些鲜为人知的流派中,有的比精神分析还偏向人文,如基于系统思想的心理治疗、基于后现代主义的心理治疗,以及各种表达心理治疗。相反,有一些心理治疗比经典的行为治疗更贴近冷峻的神经科学,如强调用简单躯体性运动来诱导神经活动调节的生物反馈、眼动脱敏治疗等。如果我们对于"理解心理学"有更加宽容、好奇的心态,如果对神经科学与心理治疗结合的应用现状及前景有更强的兴趣,就会发现,其实心理治疗领域十分宽广,前景无限。从出版书籍的角度说,我们就有了非常大的选择范围。

本丛书既选择了涵盖以往心理咨询与治疗的经典著作,又发掘表现当代的前沿理论和本土实践进展之重要著作,同时还推出大众成长类的优秀科普著作。丛书分为三个分部,包括:心理治疗经典与前沿译丛(陈向一主编),华人心理治疗与咨询精粹丛书(王浩威主编),七彩虹心理成长系列(孟馥主编)。丛书中,可谓是经典与精品汇集、理论与实践结合、专业与科普共享,满足各层次读者的需求。"问渠那得清如许,为有源头活水来",希望这个丛书系列真正成为心理治疗领域里的清冽、甘甜之源泉,启发中国同道的澎湃创造力,滋养、培育出有本土文化内涵的、接地气的心理治疗理论和技术。

目录

第五章
系统/关系思维在不同场域的应用 / 213

附录一：
美国婚姻与家庭治疗协会颁订之家庭治疗师的核心能力 / 231

附录二：
课堂演练案例及小组活动 / 241

推荐序 1：在与不在之间

认识文滔，有十多年了。在心里把他当作最好，也是最"特别"的朋友。这一点，从来没有跟他说过，也没有认真想过为什么。

有人问我，他"特别"在哪里？我慢慢地想，竭力去找到那个"特别"的感觉。想到的是一幕幕记忆犹新的画面，其实，已经是十年前的事情了。

2004 年，我在香港大学家庭研究院做访问学者的时候，文滔正在那里跟随李维榕老师读博士。李老师安排他关照我，他应允并完成了。他不是那种热情似火的人，总是温温的，不冷不热，不紧不慢。印象最深的是他陪我去澳门氹仔岛和港岛的太平山顶。氹仔岛上悠长宁静的青石小街，枝繁叶茂的参天古树，街边古旧的手工作坊，空气中飘散的杏仁饼的香味，异域情调的葡式餐厅，太平山顶的璀璨夜空，港大西侧幽静的山间小路……寻着记忆，我慢慢地讲出一句我自己也没有料到的话："跟文滔在一起，好像是跟自己在一起的感觉。他一直在，又好像不在。"

对了，就是这种感觉。我既能感受到他在，又好像他不在。这让我想起 2013 年 12 月，在美国阿纳海姆参加"心理治疗的变革"大会，听 92 岁的萨尔瓦多·米纽秦（Salvador Minuchin）讲他自己咨询的故事。他说："为了让家庭成员自己能互相交谈起来，我常常说完话，就盯着自己的脚尖看，不去看他们，也不回应他们。"米纽秦的这个"独门秘籍"，就是故意制造出"我在，我又不在"的效果，以促进家庭对自己的认识，拓展彼此的深度交流。

而在我的眼里，文滔仿佛天生就有这种本事。当我诉说的时候，他有风轻云淡般的回应，让我感到温柔的容纳与承接，从无以己度人之时。当我沉思的时候，他有山高水长般的相伴，绝无喧宾夺主之势。这正是家庭治疗师最基本和最重要的能力——与系统一同工作，让系统充分呈现自己，帮助系统觉察和了解自我，进而帮助系统发现自身的资源和解决之道。

在纷繁的家庭治疗理论流派之外，在炫目的家庭治疗策略技术之外，文滔更看重并强调培养家庭治疗师必备的核心能力，这一点充分体现在他的新书《关系的评估与修复》中。读文滔的书，感觉就像和他交往一样，不着痕迹，回味深长。该书的语言清晰简洁，内容丰富独特。相信读过此书的人，一定收获良多，也会在成为家庭治疗师的道路上，走得更轻松，更踏实，更有成就！

刘丹

2014 年 11 月 20 日于清华园

刘丹

- 清华大学学生心理发展指导中心副主任，清华大学心理学系兼职教授
- 北京大学心理学系临床心理学博士
- 中国心理学会临床与咨询心理学专业机构和专业人员注册系统督导师（D‑06‑42）
- 中国心理卫生协会心理治疗与心理咨询专业委员会委员及家庭治疗学组副理事长
- 中国心理卫生协会大学生心理咨询专业委员会委员
- 德国德中心理治疗研究院（DCAP）副主席
- 世界文化精神医学学会委员
- 德国海德堡大学医学心理研究所访问学者
- 香港大学家庭研究所访问学者

推荐序 2: 功夫是需要练就的

　　第一次遇见文滔是在 2001 年的春天,南京,首期全国结构式家庭治疗连续培训项目第二次的培训班上,这位来自台湾、气质儒雅又不苟言语的帅哥给我留下了很深的印象;可是我们的接触并不多,他总是默默地跟在李维榕老师的身后,做些具体的事务性工作。那个时候学习家庭治疗,几乎没有什么专业的教科书可看,每一次的集训,老师在现场示范的同时,会带来一些复印的活页,据说是一些国外家庭治疗书籍中重要章节的节选,而且是全英文的资料,看起来似懂非懂;透过每次老师现场案例的教学示范,我们如同瞎子摸象一般,将那些散在的、支离的理论和工作概念一点、一点地串起来,理解什么是系统观,什么是三角理论,什么是家庭的结构,什么是界限,什么是家庭治疗;连续三年学下来,看了不少李维榕老师在大陆不同地区的家庭现场个案,还有幸亲眼目睹家庭治疗的鼻祖之一、结构派家庭治疗大师米纽秦的家庭现场访谈和风采,如同观看一幕幕精彩的剧目,跌宕起伏、峰回路转,看得人高高兴兴、心满意足,然而,自己回去实践的时候,仍旧困难重重,无从下手。

　　2003 年和 2004 年,我追随李维榕老师去了香港大学家庭研究院做高级访问学者,跟文滔有了多一些的接触。当时,他是港大的博士研究生,师从李维榕老师潜心钻研家庭治疗这门精深莫测、变幻无穷且难以掌握的学问。他研究的主要内容便是家庭治疗中的对话;记得那个时候,初为人父的他,经常要奔波于港台之间,而我,总是要求文滔从台湾带些台湾同行翻译或者最新撰写的关于家庭治疗的书籍,包括米纽秦写的那几本《回家》《结构派家族治疗入门》《结构派家族治疗技术》,以及《结构—策略取向家庭治疗》等,每次盼到文滔来港,都是我最开心的时刻。在整日看大师治疗录像、写逐字稿以及接受李老师临床督导的过程中,常常带着实践中的困惑回到书中,再一次咀嚼那些字里行间散发出来的深刻寓意，不断地加强对理论的理解和消化，不知不觉中，自己的家庭治疗"功夫"大有长进。

2008年，在北京的世界心理治疗大会上，再次见到了文滔，短暂的交流中，他告诉我，他在台湾的中国文化大学学生咨商中心工作，言语中透着满足和自信。后来，又得知他到台北教育大学的心理与咨商学系任教，教授学生家庭治疗，是学生们十分喜爱、崇拜和尊敬的好老师。而在2011年第九届台湾心理治疗与心理卫生年度联合会上，我们应邀共同参加的主题论坛——"家庭治疗在两岸的培训与临床挑战"，我、陈向一和刘丹，与文滔、林丽纯和陈韺一起，分享我们分别在大陆和台湾开展的家庭治疗临床实践、训练、督导和研究工作，在相同的中华文化背景下，我们的分享火花四溅、相互交融、彼此借鉴，那是一次极好的互动和收获体验。

2014年的6月，我邀请文滔来同济大学的心理健康教育与咨询中心的督导平台做家庭治疗的督导，在进行案例督导的同时，文滔向大家介绍了其在家庭治疗中对于关系的评估和修复的框架和实践心得，令许多专职心理工作者茅塞顿开。同年9月我们还一起赴深圳讲学。在那里，我对一个家庭进行现场访谈，为学生们做家庭治疗的教学示范，当我完成了一个小时的访谈之后，文滔已经将整个访谈过程中的访谈主线、历程中的阻碍、会谈中的关键时刻、家庭的重要话语、治疗师的回应、每个回合的主题、背后的理论和技术等等，都清晰地整理了出来，当他为在场的学员们引经据典、抽丝剥茧、逐字逐句进行讲解的时候，学员们在感受家庭治疗无穷魅力的同时，见证了培训师十年磨一剑的深厚功力。在深圳的共同工作经历，令我们热爱家庭治疗的心贴得更近了，喜好家庭治疗之情结也更深了。

台湾家庭治疗的起步几乎早于我们大陆20年，同道们付出了艰辛的努力，在探索、实践的过程中积累了很多真知灼见。记得米纽秦在那本《掌握家庭治疗：家庭的成长与转变之路》书里提到，成为一名家庭治疗师，需要三个重要的训练环节：一是获得临床训练（训练课程和训练目标）；二是接受训练辅助（教导式课程和录像带）；三是借助督导发展治疗技术（现场督导和协同团队）。对家庭治疗师而言，对家庭的接触、评估与治疗能力是最核心的能力。文滔和许皓宜共同撰写的这本书，介绍的就是作为一个专业工作者，如何整合各个流派的理论和技术，通过一个系统的学习和训练框架，成为一名能胜任系统工作的家庭治疗师。

孟馥

2014 年 11 月 5 日于上海浦东

孟馥

- 同济大学附属东方医院临床心理科主任医师、教授
- 中国心理学会临床与咨询心理学专业机构和专业人员注册系统注册工作委员会委员、首批注册心理督导师
- 中国心理卫生协会临床心理咨询与治疗专委会委员、家庭治疗学组副主任委员
- 上海市心理学会心理咨询与心理治疗专业委员会副主任委员
- 德中心理治疗研究院常务理事
- 中德家庭治疗连续培训项目中方教员
- 全国结构式家庭治疗连续培训项目的中方教员
- 同济大学心理健康教育与咨询中心顾问、临床督导

推荐序 3：我所认识的文滔

　　应文滔之邀，为他和许皓宜合著的《关系的评估与修复：培养家庭治疗师必备的核心能力》一书作序。我不打算洋洋洒洒地对这本结构宏大的大作写的读后感，也不想指手画脚地对这本内容详实的著作进行点评，因为阅读了这部独具匠心的力作的读者诸君对其自有观感。我只想说说我所认识的文滔。

　　初遇文滔是 2002 年的春夏之交，在烟雨朦胧的秦淮河边，在古韵缭绕的"六朝古都"南京，在素有"学府圣地"和"东南学府第一流"之美誉的东南大学，在李维榕博士主持的第一届第二期全国结构式家庭治疗高级培训班上。当时，文滔是李维榕老师的博士研究生，同时也是培训班的"小老师"（助教）。他戴着一副在现在看来也是既潮又酷的浅蓝边框眼镜，从度数不高的镜片中，可以觉察到他微眯且不大的眼睛中流露出来的浅浅的沧桑和淡淡的忧郁，让人联想到古代流落到民间的王子。

　　和文滔开始比较密切的交往是在我 2003 年搬至港大的研究生公寓后，一有空闲我便到他的宿舍或办公室造访。印象中他总是在干三件事：看书，写稿或看家庭治疗大师的治疗录像带。文滔平常温和且低调，话语不多，但并不木讷，有时笑起来也非常爽朗。作为师兄的文滔对我这个师弟格外包容，这一点在李维榕老师的督导课上表现得尤为明显，他总是指出我治疗过程中的一大堆优点和长项，并进行详细阐述和分析，但对不足和弱项仅仅点到为止，以致李老师在督导过程中责怪他"对胡赤怡太保护了，他有足够的承受力"。

　　和文滔真正成为朋友，是在他离开香港回台湾写博士论文前的几个月。那段时间，李老师每周都要对文滔的论文进行指导，我被要求旁听和学习，当然也可以发表意见或建议。文滔的论文主要涉及家庭治疗过程中的转折点（turning point），需要对转折点进行定义和分析，并对一些治疗案例的治疗过程进行转折点的标注。文滔邀请我为他做转折点的独立平行标注，以便与他自己的标注进行一致性对照。一周的训练后，我们两人标注的一致性非常高。在整个过程中，我发现文滔思维异常缜密，逻辑性极强，而最难能可贵的是，他的视角也非常广。

这本著作选题重在"关系"，关系不仅是所有心理咨询和心理治疗的基础，更是家庭治疗的核心概念。在阅读本书和回忆与文滔交往的过程中，我甚至难以分辨自己是在读书，还是在忆人，真可谓"文如其人"。古今中外，很少有人能像这本书的作者这样，将关系描述得如此清晰和透彻，而且如此多角度和多层次。这本书既详细阐述了有关关系的评估原则和方法，也系统论述了如何修复损伤了的关系，更难能可贵的是，它还结合大量的真实案例和对话进行论证和说明。这是一本值得所有心理卫生工作者和所有对"关系"感兴趣的人士认真研读的著作。

是为序。

胡赤怡

2014 年 11 月 12 日于深圳大头岭

胡赤怡

- 深圳市康宁医院副院长、主任医师
- 湖南医科大学医学硕士，香港大学哲学博士
- 中国心理学会临床与咨询心理学专业机构与专业人员注册系统首批注册心理督导师
- 中国心理卫生协会心理评估专业委员会委员
- 亚洲家庭研究联盟创会副主席
- 《中国临床心理学杂志》编委
- 《中国神经精神疾病杂志》副主编
- 深圳市精神卫生研究所临床心理学研究室主任
- 深圳市心理卫生协会副会长兼秘书长
- 全国结构式家庭治疗连续培训项目的中方教员

推荐序 4：一本学习家庭治疗的绝对好书

二十多年来，学习心理治疗，从个人体验到成长，从个别咨询到夫妻、家庭治疗，读过，也学习了一些家庭治疗的学派，不论是理论，还是案例分析、临场观摩，总觉得各有各的一片天地。就如肯·韦尔伯说的，在治疗的光谱中，各有其特长，也交相辉映！所看到的，多数是外国书籍。如今，能读到一本如此详尽，在各学派的理论研究、治疗定位、系统的概念、治疗进程的案例剖析方面都如此体现本土经验的书，该说是更贴近我们自己文化的学习，或是身为家庭治疗师的福分吧！

1991 年，迷茫中，个人参加了由加拿大海文学院黄焕祥医师团队在台北举办的"潜力苏醒"工作坊。第一次，我感受到"家"对我的生命有如此深刻的影响，如影随行地在我所有的人际互动之中。次年，遇见萨提亚女士的弟子及同事玛莉亚·葛茉莉与约翰·贝曼。从此，迷恋上了对家庭奥秘的探索。1997 年，有幸见识了李维榕的家庭治疗，以初生之犊的精神，和李老师谈论两个学派在家庭治疗中的异同。次年，和我的伴侣飞到纽约的米纽秦中心，邀请维榕到台湾做连续性的家庭治疗专业训练。当年，我身为机构的执行长，一心想为台湾的家庭治疗专业作贡献，因为我深切体验到家对个人的重要。当萨尔瓦多·米纽秦到访北京时，我带领当时台湾的三十多位专家，其中包含精神科医师、社工、咨询师与大学教授，在北京参与了大师的课程。

李维榕老师在专业培训过程中，总带着一位台湾赴港就读博士的学生协助教学，那是我与赵文滔先生的初识。他总是认真、负责地跟随着维榕。在我们学习的过程中，文滔给予了许多的协助。学成回到台湾，我们还经常一起学习，一起协助举办维榕的专业培训与督导课程。

回台北参加督导训练时，巧遇文滔，提及他的书即将出版简体字版，邀请我为此书写推荐，实感荣幸，只好乖乖地把书细读一番，发现他的认真着实让我敬佩！书中详述各种与家庭治疗有关的理论，以及各学派在治疗光谱中的差异与互补，提供家庭治疗的专业视角，集合精神动力学派、系统观念、行为策略、结构学派、萨提亚模式、叙事疗法等各学派对家庭治疗的贡献，用实务、案例引领读者，以家庭治疗的眼光了解家庭，提供可能的服务。其内容的丰富、细腻，实在不忍错失一二！这是一本"学习家庭治疗，定位入门，非常务实，具有本土经验"的绝对好书，让你知道如何成为一个"真正的家庭治疗师"！

赖杞丰

2014 年腊月于云南文山坝美

赖杞丰

- 台湾心理治疗学会家庭组副秘书长
- 北京心理卫生协会理事

作者序 1：家庭治疗这门功夫

全世界心理学研究，都逐渐注意到个人福祉和家庭系统息息相关：无论是孩子在学校的学习表现与适应不良、成人在工作职场面临的各种压力，甚至现代社会日益普遍的各种情绪困扰或精神疾病——焦虑、抑郁、厌食、精神分裂症，都已有大量研究文献证实，这些问题或症状很可能在家人间相互影响，也可以通过家庭治疗找到意想不到的解决方法与资源。

然而，一般社会大众，甚至部分心理咨询专业人员，恐怕仍对这一关联性有所存疑："问题分明出在他，只要他愿意改变就没事了！""明明是他出事/生病，为何要劳师动众找全家人来治疗？""这个问题和生理比较有关吧，家庭会谈真的有帮助吗？"

根据我多年的临床经验，答案是肯定的。这本书的目的之一，是借助研究证据与大量案例，使您也能了解这个道理。一旦您掌握了这个道理，自然就能找到更有效的办法来处理您或您的个案目前面临的困境。

这本书是写给正在学习或已经在从事心理咨询工作的专业人员的，它能协助他们精熟家庭治疗的核心能力；这本书也是写给教育、心理、社工与医疗专业的教师及培训人员的，将它作为教材，可以让他们的学生具体学习系统思维与家庭工作的理论与应用；这本书也是写给所有关心自己家人的人的，它让陷入僵局的家人关系可以找到松绑的方法；这本书也是写给所有陷入生命低潮的人的，让他们能从一个比较宏观的、系统的角度，重新理解自己面临的生命困境，重新找到希望与力量。

对于想成为真正的家庭治疗师的专业人员，我有更多一点期许：

学习一种知识，需要的是正确的信息，但学习一门功夫，是知道了道理之后，花时间精熟它，逐渐掌握其奥妙。在此过程中，您会愈投入愈惊喜，欲罢不能。

对我而言，家庭治疗不只是一种专业知识，而是一门"功夫"。一开始吸引我追求，然后挑战我克服一个接一个的自我限制，后来让我充满成就感与意义感。现在它已变成一项使命，我迫不及待想把它介绍给更多人。

这本书是我自己学习、从事家庭治疗这门功夫近二十年的心得。我担心其中有些内容，乍看之下可能让人觉得"太简单"、"知道了还是做不来"，但它确实是我从多年实务工作的血泪经验中学到的珍贵功课，希望能对有心学习这门功夫的人有用。有没有达到这个目标，静待读者们评断。

希望您也会爱上这门功夫。

赵文滔

2014 年 11 月 3 日于台北

赵文滔

- 现任台北教育大学心理与咨商学系副教授
- 香港大学婚姻及家庭治疗博士
- 咨商心理师(台湾)
- 曾任中国文化大学学生咨商中心主任、台北教育大学心理辅导组组长
- 专长：伴侣咨商，家庭治疗服务、培训、督导及研究

作者序 2：家庭治疗的观察学习法

学习家庭治疗，对我而言是从"观察"开始：在医院单面镜后观察医师和家庭晤谈，在李维榕督导班中观察同侪的逐字稿和录像带，接着又随着自己博士论文的撰写，观察多位家庭治疗师与数个家庭的上百次会谈……于是我发现，这种"观察学习法"居然更有效地提升了我从前在许多练习中学习不到的功力。

这些经验让我深深体会到，学习家庭治疗并非只是学习和家庭谈话，更重要的是"看懂"家庭的关系与动力；"看懂"关系动力后，便更能陪伴家庭去找到他们在无望与僵局中的"出口"。于是，我们将这本书的重点放在"观察"上——即使无法实际通过影像与口语来进行说明，我们也仍然尝试借由过去会谈的家庭片段，来帮助读者重新浏览这些家庭治疗中重要的"实务概念"及"实务历程"。希望这种不同于学派分野的写作方式，能让读者在理论中感受到家庭的活力。

参与本书的写作，要先感谢文滔多年来的经验与构思，并用超强的逻辑力来串连这些理论与治疗片段，更要庆幸我们能找到一致的书写笔调来呈现我们所要展现的内容。在写下最后一个案例的片刻，我深感在这历程中获益良多。

感谢李维榕老师、陈韺老师和陈冠宇医师，因为你们的调教与分享，让我不只爱上家庭治疗，更坚信不管什么样的家庭都有希望。最后要感谢我最爱的一对儿女、先生，以及我们的原生家庭——谢谢你们的支持，让我能成为自己。

也希望读者能在书中获得面对家庭治疗的希望和勇气。

许皓宜

2014 年 11 月 6 日于台北

许皓宜

- 现任台北艺术大学共同学科助理教授
- 台湾师范大学咨商心理学博士
- 咨商心理师（台湾）
- 曾任马偕医护管理专科学校学生辅导中心主任、台中教育大学咨商与应用心理学系助理教授
- 专业兴趣：家庭治疗实务、训练与督导，以及中小学、企业员工与小区民众之家庭教育与家庭讲座
- 研究领域：实务历程研究，治疗师的语言和治疗历程中的关系改变

第一章

成为家庭治疗师

通过细腻探讨求助者的家庭脉络，家庭治疗师能让原本看似疯狂的个人特异经验和问题行为变得可以被理解。

第一节　通过家庭，理解一个人

朱莉亚[①]，17 岁，衣着朴素、面无表情地坐在诊疗间。她对治疗师说："我不是一个真实的人，我很努力想成为一个真实的人，我觉得我和别人之间有一道看不见的界限，不知道怎样可以打破。"忽然，她加重语气说："我妈妈让我觉得窒息，她让我活不下去，打从我一出生她就不想要我！"

治疗师抬起头看了妈妈一眼，妈妈摇头，无奈地对治疗师说："我每天照顾她的生活，还鼓励她多出门、多交朋友，不知道她为什么要这样讲。"

正当治疗师皱着眉头看着朱莉亚时，诊疗间墙上单面镜后方站着三个人，也默默参与了诊疗间的对话，不时评论发生的状况。

其中一位眼神深邃的女士 K 是精神分析师。K 言简意赅地指出，朱莉亚对母亲显然有依附上的困难，她隐喻式的语言是在描述她的婴儿期幻想和成年后过滤性真实经验交织的结果，她的语言呈现出内心对依附客体的挣扎。K 解释，朱莉亚需要一个能提供涵容（containing）环境的人，协助她重新建立和客体的稳定依附关系。不用 K 明说，另外两人知道她的意思是，只有训练有素的精神分析师才能提供朱莉亚需要的、治疗等级的涵容。

诊疗间里，朱莉亚继续对治疗师说："有个孩子被谋害了！"治疗师深吸一口气，问朱莉亚是怎么一回事。朱莉亚开始含糊其词，一会儿说是她弟弟告诉她这件事的（不

---

① 朱莉亚的故事由 R. D. Laing（1960）所著 *The Divided Self* 第十一章"The Ghost of the Weed Garden：A Study of a Chronic Schizophrenic"之案例改写而成，在此向 R. D. Laing、Melanie Klein、Nathen Ackerman 以及其他所有对家庭治疗发展有贡献的先驱们致敬。

过妈妈站在她身后猛摇头，用唇语对治疗师说："她根本没有弟弟！"），一会儿说也有可能是她头脑里的声音说的。朱莉亚说那孩子被害时穿着她的衣服。朱莉亚的音量愈来愈低，仿佛自己也不确定起来："也许那个孩子就是我"。

　　单面镜后另一位头发灰白的男士 P 开口了，他是精神科医生。P 轻轻摇头表示，朱莉亚有明显的被害妄想，暗示她很可能是一个初次发作的精神分裂症患者。依照 P 的看法，朱莉亚需要接受药物治疗来减缓她失序的思考和脱离现实的妄想，可能还需要住院一阵子，通过稳定的生活作息、隔绝刺激的护理环境和规律的职能复健，逐步恢复自理功能。

　　诊疗间里，朱莉亚的妈妈告诉治疗师，朱莉亚从小一直很听话，不给大人添麻烦，而且很黏妈妈。妈妈微笑着说，朱莉亚三四岁的时候，只要妈妈离开她的视线，没多久就会听到她的尖叫声。妈妈抱怨，现在朱莉亚对别人总是和蔼可亲，只有对她百般嫌怨，有时甚至还会破口大骂。

　　单面镜后的第三个人 A 的下巴留着山羊胡，他是一位家庭治疗师。他对另外两个人指出，不只朱莉亚从小不愿离开妈妈，也许妈妈也有意无意地享受朱莉亚黏着她的亲密感。A 继续解释：妈妈显然对朱莉亚的听话顺从大加赞赏，无形中等于训练她学会不要独立，这使得朱莉亚和妈妈的心理界限纠缠不清，让她很难像其他青春期少女一样顺利分化。A 这番说明令人想起朱莉亚一开始说的："我不是一个真实的人……她让我活不下去……"

　　朱莉亚的姐姐大她三岁，不过举止表情远比朱莉亚成熟。她忍不住向治疗师透露：朱莉亚从小到大一直喜欢玩一个洋娃娃，她会帮娃娃穿衣打扮，而且叫这个娃娃"朱莉亚娃娃"，但妈妈坚持朱莉亚都已经这么大了，不应该再玩洋娃娃。有一天，洋娃娃不见了。朱莉亚指责妈妈把它丢掉了，妈妈否认，认定是朱莉亚自己弄丢的。从此，朱莉亚开始变得怪异，一直说她听见有声音告诉她，一个穿她衣服的小孩被她妈妈打得稀烂，还打算去报警。

　　K 正打算开口评论，A 问两人："朱莉亚的跳跃式陈述，加上母亲的不断否认、纠正，你们会不会觉得朱莉亚缺乏逻辑又荒诞不经，只能当她'疯了'？"两个听众微笑。A 再问："随着妈妈和姐姐的叙述，你们会不会觉得朱莉亚的恐惧和愤怒，尽管有些夸张与戏剧化,但似乎有脉络可循?"两个听众轻轻点头,表示同意。

A对两个观众说:"我知道从精神分析的角度,可以借助洋娃娃事件,对朱莉亚的心智状态做出很深入的诠释。我也知道从精神医学的标准,朱莉亚很可能符合精神分裂症的诊断。不过我想请两位思考:当妈妈和姐姐的故事逐渐开展,你们会不会感受到朱莉亚原本看似荒诞的说法和反应,在家人互动的脉络下,似乎变得可以理解(intelligible)? 这份理解,是从每个家庭成员所陈述的亲身经验逐步推衍而来的,而不是将来自外部的权威观点套在朱莉亚和她的家人身上。"

两位博学的听众定睛看着 A,似乎在思考这段话的含义。A继续说:"家庭治疗师的基本立场是致力于探讨:对于像朱莉亚这样的求助者,她的特异经验和问题行为,在多大程度上可以从她的家庭遭遇(process)以及家人间如何互动运作(praxis)得到理解①。然后从这份源自家庭内部、经验性的理解中,找到推动改变的资源与力量。"

P质疑:"因为妈妈享受母女亲密,没能成功训练朱莉亚独立,所以朱莉亚的问题是妈妈的错啰?"

A微笑:"在决定谁错之前,值得探讨的是:为何朱莉亚的妈妈会和小女儿变得那么紧密?"

三人转头看着诊疗间,听到妈妈在女儿面前向治疗师抱怨先生对她无情无义。在朱莉亚出生后,夫妻两人就无话可说,形同陌路了。讲到先生,朱莉亚的妈妈变得有点激动,姐姐冷冷地坐在一旁,仿佛已经听过很多遍,而朱莉亚却显得坐立不安,眼角泛泪。在诊疗间上演的这一幕,似乎已经回答了 A 刚才的探询,同时向我们展现,在这对长期关系冷漠的夫妻之间,朱莉亚和她的姐姐分别选择了不同的立场,因而受到截然不同的冲击。

"就算我们理解了这些,我们能对朱莉亚的家人做的也很有限,"P继续质疑,"即使把父亲找来,父母只会吵得更厉害,对朱莉亚的病情不会有帮助!"A谨慎地响应这个挑战:"把家人找来,讨论彼此之间的关系,的确有可能出现火爆沟通的场面,不过如

---

① "process"和"praxis"的概念出自法国哲学家萨特,R. D. Laing(1964)在《Sanity, Madness and the Family》中加以引用,以现象学立场研究精神分裂症患者及其家庭,遂成为经典。

果治疗师能稳住自己，将这种场面转化为家人间情感激烈交流的契机，那么经过如此直接坦率的沟通，家人对彼此的看法和感受往往会开始松动，对待彼此的方式也就有机会跟着调整了。"

"仿佛在体内运行的气血，一旦碰到阻塞的经脉，会有酸麻胀痛等各种反应。如果能适时疏通，气血得以畅行无阻，身体自然就会健康起来。家庭正如人体，是一个自行运作的系统，需要不时加以疏通。"A摸着自己的胡子，露出一抹神秘的东方式微笑。

试图从关系和发展的脉络(Contexts)来理解一个人的心理困扰与问题行为，并从系统脉络中寻求解决之道，是家庭治疗师的思维，也就是所谓的"系统思维"。系统思维使得协助一个人改变的途径更多元，不再局限于个人身上。然而要让我们相信系统思维，进而培养出系统思维，则需要一些理论概念的引导、一些有说服力的证据，还需要一段时间的浸泡与训练。除非我们真心相信系统思维，否则很难克服各种合理或无知的质疑，成功达到家庭治疗的目标。本书的目标就是希望协助您培养系统思维，学习在关系脉络下进行问题评估，并了解如何帮助人们修补关系，也就是学习如何成为一位家庭治疗师。

家庭治疗发展至今已超过半个世纪，然而许多心理健康专业人员仍视家庭治疗为畏途，显然，和一位当事人在咨询室"谈心"是一回事，和一家人"调解事务"则完全是另一回事，尤其家人常会因立场不同、意见不合而出现争执、冲突、攻击、受伤等情况，使得治疗师充满挫折感，甚至怀疑家庭治疗的有效性。通过本书，我们想分享这些年挣扎出来的心得，希望能协助更多专业人员上手。

市面上已经有许多家庭治疗教科书了，其中有些资料详尽、文笔幽默，为何我们还要自不量力，大费周章地自己写一本呢？因为实在找不到一本书写出我们认为最重要的部分。我们认为家庭治疗目前的教育培训模式有很大缺陷，需要进行一番深思与调整。

这一章除了介绍系统思维的基本概念外，还会讨论经典系统理论的限制与现行训练模式的问题所在，并提出我们的建议：以"核心能力"为框架的教育模式。第二章会深入介绍我们觉得"真正重要"的部分：关系动力的理解与评估。为增进学习效果，在说明每一种关系动力之后，都会附上实际会谈的摘述，以呈现关系动力在实际会谈中的样貌,其后再附上模拟案例,以供实际演练,体会每种关系动力的精神。第三章介绍家庭治疗有别于个别咨询的几种工作方式,协助治疗师培养可实际运用的系统工作方法。第四章将呈现一个完整的治疗案例,试着整合前面的章节内容,让读者可以真实体验家庭治疗师可能面对的情况,协助读者做好成为家庭治疗师的心理准备。第五章介绍家庭治疗可以应用的工作领域,希望鼓舞更多有天分、有热情的年轻人投入这门专业,同时协助心理专业人员在系统工作的应用上更有信心。

第二节 系统思维：症状与系统脉络的关联

何谓"系统观点"

正如朱莉亚的怪诞言行可能和家里过去的遭遇、夫妻的疏离及母女的纠结关系有关，系统观点就是帮助我们看清这种关联性的一种视框（frame of reference）。视框就像眼镜一样，影响我们会看到什么世界。如果我们戴上黄色眼镜，这世界看起来到处都充满阳光；如果戴上灰色眼镜，整个世界就死气沉沉；如果我们戴的是乐观眼镜，这世界看起来总是找得到希望；如果习惯戴着悲观眼镜，那么无论发生什么事总是有值得担心的地方。根据认识论（epistemology），我们知道视框对我们知觉这个世界、理解周遭发生的事情很关键。家庭治疗师发现：系统观点是一个有用的视框。但请记得，我们并没有说其他的理论视框（比如精神分析）不正确或没有用，我们强调的是，如果你知道怎样使用，系统观点是一个相当有用的视框。

从 Freud 开始，心理治疗师带领人类向内观看，了解自己内心世界（尤其是无意识的部分）的种种内容与变化，这是人类文明取得的重大进展。随后，各种心理治疗取向从不同角度处理一个人内心的感受、想法、信念，通过调整个人的内在反应与习惯行为去适应外在世界的各种挑战。而所谓"系统观点"，就是深深相信，无论是行为、感受，还是想法、信念，一个人和其他人总是密切相关的。接受这样的视框后，当一个案主来到面前，治疗师就会细细探究与他求助问题相关的脉络，包含过去曾发生的重要事件、系统里的每个人如何涉入其中，以及其人际互动与关系的习惯模式。如此，治疗师关注的焦点就从一个人的内心世界，扩展到两人互动，甚至多人关系，并且注意到当地文化、当代社会风气对个体的影响，也就是所谓的大系统。

　　"一个人和其他人密切相关"这个概念并不难理解,许多人也都会同意,但对心理治疗师来说,要培养出能使用这种视框的能力与敏感度,则需要一定的时间与训练。因此,系统观点并不只是选择一个观点,而是需要培养的一种能力。

　　经过这些年的工作与教学心得,我们对家庭治疗最简约的定义如下:

　　1. 从系统脉络理解案主的问题与症状;

　　2. 从系统资源寻求解决之道。

　　第一部分涉及以系统观点评估案主的求助议题。家庭治疗师注意到,案主求助的问题或呈现的症状往往与其系统脉络密切相关,这种关联性可以从三方面来看:一是系统困境导致个人困扰,例如父母离婚或家族冲突造成孩子发展与适应上的明显困扰;二是个人问题冲击整个系统,例如,若家里有严重生理、心理疾病的孩子(如厌食症),其父母离婚的概率将明显高于一般夫妻;三是系统与个人交互作用、循环影响,形成所谓"循环因果"。

　　例如,小学四年级的学生小杰在学校容易情绪激动、和同学起冲突,他的导师在第一时间的处理方式会很关键。如果导师很有耐心、很有技巧地加以处理,小杰会比较容易缓和下来。导师会认为:"小杰是特别的孩子,但只要小心处理,就会有效的。"小杰则会觉得导师还蛮关心他的。下一次小杰再发脾气,导师会更愿意小心处理。一旦处理成功,小杰在学校发脾气的次数就会逐渐减少,问题自然大事化小。这是第一种版本。

　　同样的情况,如果小杰发脾气时导师"秉公处理",因为"全班还有其他二十九个同学要顾",那么小杰很容易会认为导师在"针对"他,自然更不服气,下次和同学起冲突时情绪就更容易激动,导师介入时就更不会听从,迟早会演变成在教室大爆发,翻桌顶撞老师。这样一来,导师当然更会认定小杰"冥顽不灵、不服管教",下次遇到小杰和同学起冲突时,就很容易不耐烦,处理起来也不容易心平气和,自然更不容易让小杰服气。如此,小杰的问题必然愈演愈烈,形成恶性循环。

　　到某个程度,导师可能觉得累了,而且认定小杰"有情绪障碍"、"已经影响班级正常运作了",于是其他系统开始介入。小杰和同学起争执时,先是生辅组长会直接把小杰带走,再来导师可能要求家长带小杰就医。这时班上同学对小杰的看法也不会太正面,自然和他日渐疏远。有些导师会直接要求全班同学不要和小杰来往,"以避免冲突",造成小杰在学校适应上更困难,最后终至拒学。拒学导致中辍后,社工、法院观护人可能陆续加入,这样一来,介入小杰的系统愈来愈复杂,有时反而会产生新问题,例如标签化(学校师生认为小杰"有情绪控制困难",不让他参加毕业旅行)、慢性化及内化(小杰自己表示"我就是无法控制自己",因此要求某些特权,例如上英文课时到辅导室自习)。因为问题一直无法解决,深感挫折的辅导人员于是采取愈来愈激烈的介入措施,包括记过、服药、住院、转学、收容等。结果,小杰从"一个需要小心处理的学生"演变成"一个没救的问题学生"。这是第二种版本。

很不幸,第二种版本在目前的校园里常见到了令人不安的地步。在这个过程中,许多人会注意小杰问题行为的严重度及症状的类别,并据此建议相关的训导介入或医疗处理,对于教室现场的师生互动及其演变过程,则不见得会加以关注,即使注意到,也不知如何处理。我们并不反对训导或医疗,但从系统观点来看,第一时间现场师生互动的调整,很可能可以直接改变后来的演变结果。甚至可以说,老师第一时间的处理方式,在某种程度决定了学生的问题是会大事化小,还是会愈演愈烈、变本加厉。

上述两个版本的故事中,如果把导师换成家长、辅导老师或系统内其他任何人,其过程也一样成立。也就是说,系统的响应过程决定了个人的症状与问题如何演变,是逐渐减缓,还是继续维持,甚至愈演愈烈。

家庭治疗的第二个部分涉及运用系统分析结果、启动系统资源来协助案主缓解症状、解决问题。在小杰的故事中,如果辅导人员发现了导师的处理和小杰发脾气之间的关联性,就可以建议导师在第一时间运用有效的方式处理小杰的状况。导师可能会抱怨小杰的行为对班级造成的困扰、带给自己的压力等,辅导人员必须以一个新的视角向导师说明,小杰的行为并非故意作对,而是能力有所不足,需要额外的学习,从而让导师比较容易接纳小杰,进而愿意提供符合小杰需要的协助,像是小杰下次想发脾气时,可以做什么来加以处理(有些老师会允许小杰离开教室去洗把脸,恢复冷静后再回教室,或指定其他同学在小杰发脾气时立刻通知老师)。一旦导师对小杰行为的解读由负面转为正面,往往就能发挥正面的效果,让小杰在班上逐渐恢复正常。而导师对小杰的接纳多半也会影响班上气氛,让同学更愿意接纳、协助小杰,这也有助于小杰适应学校生活。

辅导人员可能会进一步了解小杰在家中的情绪状态,以及家人如何面对小杰的情绪问题,同时探讨家里可能有哪些因素造成小杰情绪的激烈反应。这些信息使得辅导人员能进一步建议家长如何适度调整他们对待小杰的方式,使小杰的情绪发展能更稳定。

根据评估的结果,辅导人员也可能向学校老师和家长说明小杰是否需要就医、就医对小杰可能会有什么帮助,并排除或减少学校和家长对医疗的各种迷信与误用,使得小杰获得必要的资源和适当的协助。

有实际接触导师和家长经验的辅导人员立刻就会看出,上面这些原则虽然合理,但在执行时往往会遇到许多挑战。导师可能比我们资深又坚持己见,很难听进我们提供的建议。家长可能自己问题一箩筐,例如酗酒、失业或抑郁,使得家长很难为了孩子的福祉实时修正自己的管教方法。

的确,实务上必定会碰到各式各样出乎意料的挑战,使得理论原则难以执行,然而对有经验的家庭治疗师而言,这些挑战都是可以克服的。家庭治疗确实需要经验及训练,这也是本书的目的:让这些执行上的原则更清晰一些,以利家庭治疗师的养成训练。

重要性与其应用范围

家庭治疗常被放在咨询理论教科书的后面几章,有时老师来不及教,有时则只轻轻带过。家庭治疗师在心理健康专业阵营中一直都属少数,全世界至今皆然,这使得学生对家庭治疗的印象并不深刻。系统观点究竟是某个怪里怪气的冷门学派,还是一种被低估的重要专业能力?

依附安全感已经被一再证实与儿童各种行为表现相关,儿童发展心理学对此有详述,《精神疾病的诊断与统计》已将其纳入正式诊断,称为"反应性依附疾患"(DSM-IV-TR, 2000)。在台湾,儿童虐待与家庭暴力每年都会造成相当多的身心伤害,愈来愈受到各方重视，社福部门投注大量资源与人力，致力于降低儿虐与家暴的数量与影响程度，而儿虐与家暴往往与极度紧张的亲子、伴侣关系有关。伴侣冲突也是愈来愈常见的问题，尽管华人社会离婚率相对较低，但伴侣间的冲突恐怕并不会少，状况也不见得更和缓。更有大量研究指出，婚姻冲突（无论离婚与否）会对孩童心理发展与学校适应造成重大负面影响。这些问题都涉及关系的处理与修补，需要受过系统训练的专业人员提供协助。

即使是表面上看来与家庭似乎并无直接关联的问题与症状（例如学生在校的偏差行为，甚至拒学），也已有充分的研究显示它们与各种家庭因素有关，例如家庭结构[①]、家庭气氛[②]、亲子关系[③]、亲职教养[④]、体罚虐待[⑤]等，以及其他各种还未被研究人员关注的家庭课题。

已经出现生理症状，需要医疗介入的各种精神疾患，也常常与系统密切相关，像是精神分裂症发作与家人的情绪表达风格（Leff & Vaughn, 1985）、厌食症家庭的僵化沟通模式（Minuchin, Rosman & Baker, 1978）、躁郁症、抑郁症，以及好发于儿童的过动、亚斯伯格综合征及选择性缄默等，往往都能在系统脉络中发现症状与家人互动的关联性，也就是说，改变的机会与资源也在系统脉络中。

---

① 见：侯年阳，2008；吴逸萱，2006；江旭丽，2005；蔡松瑜，2003；黄维贤，2001；邓煌发，2000。
② 见：萧世慧，2006；陈秀华，2006；陈喜水，2003；蔡松瑜，2003；陈羿足，2000；郑瑞隆，2000。
③ 见：杨芳梅，2007；陈秀华，2006；张枫明，2006；魏希圣、李致中、王宛雯，2006；蔡松瑜，2003；陈景圆、董旭英，2006；陈明辉，2001；陈羿足，2000。
④ 见：萧世慧，2006；温淑盈，2004；陈喜水，2003；徐淑美，2003；温明晶，2003；郭芳君，2003；孙碧莲，2002；吴逸萱，2006；杨芳梅，2007；林孟君，2008。
⑤ 见：黄文娟，2006；吴柳蓓，2007；周淑如，2007；杨正辉，2006。

第三节　家庭治疗专业发展现况

家庭治疗有效吗?

　　想在学术上确定心理治疗(或任何医疗处理)是否有效,必须进行随机控制实验(randomized control trial,RCT),用符合实证研究要求的程序(包含对照组、随机分配个案等)来检验治疗效果。半个世纪以来,家庭治疗也累积了不少 RCT 研究及相关的后设分析研究证明其疗效。平索夫、威恩和汉姆布莱特(Pinsof、Wynne & Hambright,1996)回顾了许多研究后确认:伴侣治疗和家庭治疗一般来说是有效的,其效果甚至优于针对病人主要问题的其他形式治疗。汉姆森和比韦尔斯(Hampson & Beavers,2004)测量了临床案例的家庭治疗效果,发现 75％的家庭有显著进步,且治疗本身的功能最能预测疗效因素,远大于人口变量(治疗师性别、家庭收入、种族等)的影响。

　　按问题种类来看,对于儿童及青少年的各种外显行为问题,包括叛逆、对立和攻击行为、犯罪行为、注意力和冲动问题,以及药物滥用,家庭治疗的成效相当明显。无论是根据父母、老师的陈述,还是学校、警察局的书面记录,受治疗者的行为都有显著改善。针对家长亲职技巧的训练,有时甚至比个别治疗儿童更能有效减少儿童问题行为(McCart,Priester,Davies & Azen,2006)。研究已证实,成功的家庭治疗能有效促进家人沟通、减少问题行为、降低再犯率(Brosnan & Carr,2000),而且四年后追踪发现,其效果仍能维持(Curtis,Ronan & Borduin,2004)。塞格尔、霍尼、沃克尔和帕斯莫尔(Sayger,Horne,Walker & Passmore,1988)将儿童随机分派至实验组及等待名单控制组,结果发现社会学习取向的家庭治疗确实能减少儿童在家庭及学校的攻击行为,并提升其家庭凝聚力。戴德斯和麦克修(Dadds & McHugh,1992)也证实,行为取向家庭治疗的儿童管理训练课程能帮助单亲家庭的父母。

家庭治疗对青少年药物滥用问题也有显著成效。后设分析研究发现,家庭治疗的效果明显优于个别咨询、团体治疗、家庭卫教、司法保护管束、外展方案及自助方案(像"十二步骤")(Williams & Chang, 2000)。因为家庭问题一直都是少年滥药的重要诱因,从父母着手改善家庭功能,能明显减少少年抽烟、不安全性行为及使用违禁药物的情况(Prado, et al. , 2007)。治疗成人药物滥用患者时若能纳入家人,也能降低其日后成为慢性酒瘾者的概率,且婚姻或家庭治疗能有效鼓励酒瘾患者接受治疗,同时帮助家人学习如何面对患者,特别在急性治疗阶段,婚姻及家庭治疗明显比个别治疗更能提高戒酒的比例并改善家庭功能(O'Farrell & Fals-Stewart, 2003),预后良好(O'Farrell, Murphy, Alter & Fals-Stewart, 2008),还能降低复发率(Edwards & Steinglass, 1995)。对海洛因毒瘾患者,家庭介入比美沙酮疗法更具成本效益(Stanton & Shadish, 1997)。事实上,近期的后设研究已经主张,"以家庭为基础的处理应该是当前处理物质滥用问题公认较佳的方法"(Becker & Curry, 2008; Waldron & Turner, 2008;引自 Nichols, 2010:601)。

尽管严重的精神疾病多半与生理因素相关,需要药物介入,但家庭治疗可以协助家人支持患者,减少引发症状的互动行为。分析研究回顾发现,比起单独使用药物,家庭介入和药物并用可以降低患者的复发率与住院率,提高服药顺服性及社会适应(Pfammater, Martin‑Junghan & Diete‑Brenner, 2006)。此外,尽管目前学界认为儿童注意力缺陷与多动障碍(ADHD)同生理因素有关,亲职技巧训练与家庭治疗可以改善父母与老师处理儿童问题的不良模式,对问题解决也有一定程度的帮助(Corcoran & Dattalo, 2006)。

对于看似个人内隐性问题(如抑郁症)的病症,研究也发现,家庭治疗减缓儿童抑郁症状的效果和心理动力治疗同样显著,甚至家庭治疗所需疗程是心理动力治疗的三分之二(Trowell, et al. , 2007)。其对成人抑郁的治疗效果也同样显著,伴侣治疗对抑郁症的疗效不亚于个别治疗,与不接受治疗相比,成效更是显著(Barbato & D'Avanzo, 2008)。尼科尔斯(Nichols, 2010)的教科书(第十六章)对家庭治疗相关研究有更详细的描述,有兴趣的读者可以参考。

实证研究结果解决不了的问题

不过对许多人来说,再多的 RCT 研究成果也不见得能让他们愿意跨进咨询室,问题并不在于家庭治疗究竟是否有效,而是有很多心理障碍与迷思。常听到的有"华人家丑不外扬,不愿意全家人一起接受心理治疗"、"我先生一定不会来"、"小孩不肯来"及"家庭治疗劳师动众,成本太高"等讲法。

不只是案主,专业人员也不相信家庭治疗,所以学校老师会说,学生问题"根本就是家庭问题",不过"家庭问题不是学校可以解决的",于是对其束手无策,咨询进程陷入僵局。有些心理专业人员基本上认同系统观点,但很怕家人在咨询现场吵起来自己会招架不住,不知如何处理,所以会建议案主先分别进行个别咨询,等个人问题获得一定程度的处理后才进入家族或婚姻咨询。

面对"家庭治疗成本较昂贵"的质疑,已经有研究证明,家庭治疗比个别治疗更有成本效益,能在三十个月内有效节省 32% 的照顾成本(Crane, Hillin and Jakubowski, 2005)。即使一个案主在个别咨询中对事情获得新体会,回到原来的问题背景中也往往会因对方没有改变而感到挫折,改变因而难以持续。如果伴侣甚至家人一起参与咨询,不但可以提供更多角度与观点来处理当事人的问题,对于当事人的改变也更能达成共识,随后可以督促、鼓励当事人维持下去。因此,尽管表面上看似劳师动众,就结果来说,家庭治疗可能成本效益更高,更划算。

"家丑不外扬"的迷思也不难处理。如果一个人因为问题难以启齿而不愿去看医生,那么一旦问题变得愈来愈困扰,自然也不得不去就医了。许多儿童适应问题,无论是 ADHD 还是偏差行为、中辍,都会造成父母、家人甚至学校师生相当大的负担,后者巴不得有人能协助他们解决困扰,减轻负担,只是不知道有"家庭治疗"这一科。妇女的抑郁症持续多年,吃药、接受个别咨询,仍时好时坏,直到碰到有概念的精神科医生转介她接受婚姻咨询,问题才迎刃而解。因此,问题不在于"家丑不外扬",而是案主及专业人员是否具备足够的卫教知识。这也是我们撰写本书的目的:回到基础教育层面来思考,如何推动不同领域的助人工作者,在他们的专业工作中融入系统思维。

至于"他们不会来"的问题,也是可以解决的。家庭治疗通常始于一通电话,而这第一通电话多半是某个人打来问:"如何协助我的孩子／先生?"接电话的工作人员必须向打电话的人说明为何需要其他家人一同出席,分析其他人抗拒来的原因可能是什么,然后教打电话的人如何去说服其他人参与。这个讨论是家庭治疗的一部分(见本书第三章),所以这个问题其实是专业训练的问题。除非你适当地说明与邀请,很少有案主会主动要求全家都来报到。有时这个邀请家人的动作会需要治疗师的一点坚持,而这个坚持需要治疗师对系统思维有信心。我们曾邀请一名学童的父母来会谈,结果每次都只有母亲和孩子来,而治疗师也不断向母亲说明邀请父亲的原因,直到一个月后的第五次会谈父亲才出现,不过后来父亲果然发挥了关键性的作用。

如果专业人员心里不完全相信家庭治疗,自然有很多借口不接触家人。当然,这也不是说所有问题都非得进行家庭治疗不可,每个治疗师都必须用他最擅长的方式和案主合作,不过对我们而言,各种取向的个别心理咨询和家庭治疗可以完全不冲突。婚姻研究方面的知名学者约翰·高特曼(John M. Gottman)曾表示,如果只有夫妻各自都解决好自己原生家庭的问题才能维持婚姻幸福的话,那么全世界没有一对夫妻可以拥有幸福的婚姻。以我们的经验来说,家庭治疗和个别咨询不但没有冲突,而且没有分别。当治疗师和案家会谈时,不只会讨论他们和家人的关系,也会讨论每一个人的内心世界。如果顺利,对案主内心的讨论可以帮助其家人更理解、接纳案主的行为,自然能促进关系的良性发展。倘若一个治疗师觉得暂时处理不来太多人的内心世界,当然可以分开来处理,甚至找不同治疗师进行分工合作。而我们的经验是,各项处理同时进行是省力又有效的方式。

当然也会有不成功的时候:邀请了伴侣或全家人一起谈,结果当场吵起来,不欢而散。希望您不会因为一次不成功的经验就对家庭治疗失去信心。当然,慎选有经验、可信任的治疗师也非常重要,毕竟在治疗过程中,您可能必须在无法完全确定的状况下,把自己托付给治疗师,让他带领您和家人一起渡过难关。正因如此,培养更多具备系统概念与能力的治疗师极为重要。

家庭治疗这门专业：现状与未来发展

美国婚姻与家庭治疗协会（American Association for Marriage and Family Therapy，AAMFT）成立于 1942 年，70 年来会员从数百人扩展到超过 5 万人（AAMFT 官方网页：http://www. aamft. org/imis15/content/about_aamft/Qualifications. aspx）。目前美国几乎所有州政府都立法管理婚姻家庭治疗师的执业，其中大部分州核发婚姻家庭治疗师执业执照。换句话说，家庭治疗师已和心理师、社工师一样，可以独立执业了。

在欧洲有 29 个国家于 1990 年正式成立欧洲家庭治疗协会（European Family Therapy Association，EFTA），目前有近千名会员，每年固定举办研讨交流活动。在亚洲各国也出现了愈来愈多的家庭治疗师。香港大学家庭研究院（Family Institute，HKU）在 2006 年发起成立亚洲区家庭研究联盟（Consortium of Institutes on Family in the Asian Region，CIFA），邀集亚洲各地的机构与家庭工作者交流研究与实务心得。目前有中国台湾、中国香港、中国大陆、日本、韩国、新加坡、马来西亚等国家和地区的会员加入，每两年举行一次研讨会。

在台湾，家庭治疗工作可以从台大医院精神部的陈珠璋医师和吴就君教授算起，他们自 1968 年便在医院与精神病患及其家属一起会谈（陈珠璋、吴就君，1969）。四十年来，陆续有许多前辈与单位持续推动家庭治疗的发展，包含华人伴侣与家族治疗协会、台湾婚姻与家庭辅导学会、吕旭立基金会、华人心理治疗研究发展基金会等机构，以及彰化师范大学婚姻与家庭治疗研究所、实践大学家庭研究与儿童发展研究所等学校，多年来邀请境内外讲师持续开设各种训练课程。尽管台湾目前还没有家庭治疗师证照，不过愈来愈多心理专业人员已经深刻体认家庭系统对个体的影响，并投入这个工作领域。

《美国新闻与世界报导》（*US News & World Report*）曾指出，婚姻家庭治疗是五十个最佳行业之一，同时预测其未来十年的发展会相当蓬勃（2009 - 12 - 28）。让我们投身其中、共襄盛举吧！

实务发展的限制

　　然而碍于师资不足等条件的限制，在家庭治疗专业发展上，台湾多年来十分仰赖进口的理论与训练，以邀请国外讲师来台开办周末工作坊与翻译书籍为主。周末工作坊式的训练，或照书做治疗的情况，很像"切花"：到花店切一束鲜花，回家插在瓶里，可以让房间立刻生动起来，可惜无法持久。因为在工作坊有限的时间内，讲师必然浓缩精简，呈现家庭治疗成功的精华片刻，学员在受到鼓舞之余，容易得到一个印象：治疗是由技巧性的治疗师切入与戏剧性的案主改变组成的。至于治疗过程的耕耘与累积，自然被省略，使得学员很难学到治疗历程的推进与挣扎。每隔一阵子，专业人员就会发现技巧失效了，花枯萎了，治疗陷入了瓶颈，又得去再切一瓶鲜花，另学几招新招，再撑一阵子。

　　切花式的训练结构有其时空背景，切花让人赏心悦目，本身也没有错，然而我们担心，如此下来，本地家庭治疗的发展很难落地生根，开出自己的花。尽管确实已经有许多热血人士默默耕耘多年，不过台湾家庭治疗的"本地农业"，从播种到收成，从研究、训练到提供服务，尚未建立起一个有系统的体系。我们想呼吁有志之士，为了本地家庭治疗的长远发展，投身建立我们自己的农业。

第四节 古典系统理论与其限制

为了理解所谓的"系统"，多数家庭治疗教科书一定会介绍奥地利生物学家卡尔·贝塔朗菲（Karl Ludwig von Bertalanffy）的"一般系统理论"（General System Theory，GST），说明个体与其所包含的系统之层层从属、连动关系，以及由小系统组成的功能复杂的网络系统，例如生物器官与内分泌系统、心理人格、社群文化、电器物理装置等。其中耳熟能详的有："整体大于各部分总和"、"殊途同归性"（equifinality）、"恒定"（homeostasis）等概念。

合唱是"整体大于各部分总和"的一个好例子。一个人独唱和两人合音听起来不一样，两人合音听起来和三部合音感受又截然不同。如果听台湾少数民族布依族的八部合音，那么听到的就不再是八个音部了，听到的是一个新的声音，超越八种声音分别出现所能达到的效果。听到的是音乐，音乐带出一种新质量，例如和谐、温柔或优雅，与单音符的加总截然不同。也就是说，当个体组成系统，会出现新东西。系统理论的精神，在于批判实证科学习惯采用的化约式分析，也就是批判将复杂系统拆解成小单位，分别研究其功能。贝塔朗菲提醒我们，了解所有小单位的各自功能，不代表能了解系统如何运作，因为系统"会出现新东西"。

在这里，我们体会到了五十年前家庭治疗先驱体验到的兴奋。当时年轻热血的前辈们，发现了一个有启发性的新观点，突破传统的线性因果思维，使得心理治疗可以有不同的思考与做法。这一套思考就被称为系统观点。

"恒定"通常指，当家庭受到威胁或干扰时，会自动努力恢复、维持稳定，维持的方法甚至包括其中一个家人出现精神症状（Nichols，2010）。由于家庭同时具有想改变及想维持稳定的两种彼此矛盾的性质，所以治疗师会体验到家庭一方面说要改变一方面却推不动的巧妙的抗拒。

了解"整体大于各部分总和"或"恒定",还是无法让我们知道如何和咨询室里的一家人谈话,如何解决他们的困扰。它们甚至还会被拿来将治疗停滞合理化,把它解释成"因为家庭系统总会自己达成恒定,抗拒改变"。也就是说,这些想法对我们理解家庭或许有所启发,但这与增进治疗实务,还有一段距离。它们激起治疗师的斗志,从而采取激烈的策略来打破求助家庭的"僵化"和"固着",例如早期的玛拉·席维尼·帕勒佐利(Mara Selvini Palazzoli)和萨尔瓦多·米纽秦(Salvador Minuchin)。

另一个系统理论教科书中常出现的热门关键词是控制论(Cybernetics),这是葛雷格里·贝特森(Gregory Bateson)从数学家诺伯特·维纳(Norbert Wiener)的模型那里得到的灵感,说明家庭像自动控制机械装置一般,会自我校正以维持稳定状态(如恒温空调)。这样一来,问题的成因变得不重要了,因为因与果会不断互相影响、循环不息,形成所谓"循环因果"(circular causality)。

对控制论的说明往往充满物理学术语与机械比喻(例如 entropy、positive feedback loop 等),让大多数心理治疗师不知其所云。这个比喻有时会让我们联想到抽水马桶(抽水马桶是家家户户都有的一种自控恒定装置,你把马桶水箱盖掀开来研究一下,就可以了解何谓"循环不息"的道理)。只是,家庭毕竟不像抽水马桶一般可预测,家人也不喜欢家庭治疗师把他们当马桶来修理(想象一下你拿着通马桶吸盘上下使劲,黄色水花溅得满身……)。贝塔朗菲坚决反对用机械模型来比拟家庭系统(Nichols,2010),他提出"殊途同归性"正是为了强调生物系统有一种不可预测性,会用意想不到的多元方式达成预定效果,就像电影《侏罗纪公园》中的名言:"生命会找到自己的出路。"面对人(以及其他生物系统),你必须保持某种程度的开放,让系统自己运作,而最好的家庭治疗师往往是顺势引导之。

这些经典的系统理论让当年充满热情的家庭治疗先驱找到了一条新路,来理解家庭的困扰。但这些理论中,有的启发性大于实用性,和治疗现场距离太远,使得治疗师不知不觉变成以抽象名词诠释家人互动的学者,却对于充满情绪张力的家庭冲突与人际纠缠束手无策。有些概念太过冰冷、抽象,对家人的经验采疏离甚至批判的立场,使得治疗工作像在和家人进行一场权控斗智的角力。半个世纪后,许多家庭治疗师已经不愿意继续这样做了。

　　50 年前,家庭治疗初萌芽,前辈们面临无理论可参考引用的窘境,于是从生物学、工程学得到启发,借用了很多灵感。然而,"系统"这个词容易令人联想到机械的运作,从"系统"隐喻衍生出来的概念也容易偏向抽象、疏离、理性化,和人际运作有距离。人际运作往往充满情感的张力,不满、嫉妒、受伤、原谅,是人与人之间关系运作与修补的重要元素。经过半个世纪,家庭治疗师逐渐领悟,我们主要处理的范畴其实是人的"关系"(relationship)。"系统"思维主要是处理"关系"的思维。① 掌握到这个精神,就比较容易掌握家庭治疗的思维核心了。至于"系统"这个前辈留下的词,就将就着用吧!②

---

① Becvar 和 Becvar(1996)也表示过,"family therapy"应称为"relationship therapy"才对。
② "系统"虽易令人联想到齿轮运转的画面,但当描述庞大群体的复杂运作时,"系统"一词似乎仍是贴切的。
　　参见:Peter Miller,《群的智慧:向蚂蚁、蜜蜂、飞鸟学习组织运作绝技》(2010),台北:天下远见。

第五节　区分学派的教学训练模式及其限制

境内外几本经典的家庭治疗教科书多是按照学派逐一介绍，说明其中重要人物、核心理论、介入技术等，于是学生会每周一章地逐一浏览风格迥异、理论与技术甚至彼此对立的各种取向，而且考试作答时多半能对这些学派的差异与特色侃侃而谈（因为考试总喜欢这样考），但熟知学派特色与差异无法使你成为一个好的家庭治疗师。另一方面，见识过米纽秦强烈的治疗风格后，学生多半也不敢有样学样，真的在咨询室给家人脸色看。熟悉萨提亚模式后，有些治疗师发现自己很难做到像维吉尼亚·萨提亚（Virginia Satir）那样温柔，而治疗一不小心就容易变成介入技术的接力（因为萨提亚的治疗步调非常流畅紧凑），或者治疗师眼中的家人，自动在"指责"、"讨好"、"超理智"、"打岔"的人际姿态中对号入座，看不见其他的面向。

标举学派取向还有营销上的好处。开训练课程时，强调是××学派会比较容易招生，而学员即带着"见识一下这个学派有什么学问"的心态来，上课时直接举手问讲师："那这个学派和另一某某取向，有何不同？"如果想开一门"实务训练"课程，强调"培养基本功"，恐怕连研究生也不愿报名，生怕被人耻笑"连基本功都不行"。同行之间，如果得知你是家庭治疗师，常会好奇："那你是哪个取向？"若答："没有特定取向。"对方心里多半觉得你严重外行，连个取向都没有。

由家庭治疗从无到有的发展史来看，早期的前辈们都是在自己的临床工作中摸索，彼此并不知道对方的存在，在独特的当代社会脉络、服务对象、治疗师训练背景下，发展出具有强烈个人风格的治疗路数。米纽秦原本受精神分析训练，在纽约和收容学园里的新移民青少年工作中，逐渐放弃非常依赖成熟语言能力的精神分析，以行动化的空间隐喻、强烈的情感风格（米纽秦在阿根廷长大），和这些烈火少年正面冲撞，强势促发改变。在 20 世纪 60 年代的加州,萨提亚正逢当时如火如荼的人类潜能发展运动高峰,会心团体、宣泄式、经验取向大行其道,使得社工出身的萨提亚充分发挥她的女性/母性温暖特质,让台上台下所有参加她工作坊的加州解放灵魂如沐春风。回头来看,各种歧异的取向其实是历史脉络发展的结果,是这些创始者的人格特质、性别、训练背景、服务对象和当时社会需求交互作用的产物。

在当年的时空环境下,想学习家庭治疗的人没有太多选择,只能从某一个学派的训练课程入门。随着接触的家庭愈来愈多,有经验的治疗师也许会发现,不同取向的家庭治疗师在治疗过程中的作为,相同的成分远多于相异的成分,也许这是因为无论什么学派的家庭治疗师,面对的都是家庭,而家庭的故事与动力往往有许多共通之处。每个学派提供一种特定的视框解读家人关系,提供一套明确的办法促发家人改变,让入门的初学者在会谈室里不至于手足无措。一旦治疗师能自在地与家庭进行会谈,这些既定的视框和介入策略有时反而会变成阻碍,局限了治疗师在会谈中可以看见的层次和可以运用的手法。如果一位资深的治疗师坚守某个特定的学派,则可能有情感上的因素,例如特别感念自己的恩师,或是很希望能推展该学派的理念,让更多人受惠。

我们认为,深思不同治疗风格应该是进阶治疗师的兴趣,透过看似截然不同却是殊途同归的各式取向,反思治疗与人性的本质,以确立自己的人性哲学,从而发展出自己独特的治疗风格。对于初学者,众多纷杂的取向反而容易让人无所适从。来求助的家庭,也不会在意其治疗师是什么学派,而是比较在意治疗师是否了解他们的经验和需要。在近年来的教学与训练中,我们逐渐往这个方向努力,协助学生培养"核心能力",也就是不分学派,所有家庭治疗师都应具备的知识与能力。基本功夫熟练了,将来无论想发展什么风格、处理何种家庭,都会很容易上手。

第六节 家庭治疗师的核心能力

经过半个世纪的摸索和不同取向的百家争鸣之后,家庭治疗界开始思考,哪些知识与能力是所有取向的家庭治疗师都应具备的基础"核心能力"。AAMFT 曾召集一群专家反复讨论,在 2004 年发表了一份家庭治疗师的核心能力清单,详列 128 项家庭治疗师的核心能力(见附录 1)。这些核心能力分为六个范畴,每个范畴皆包含五种向度的能力,并依据这五种向度逐条列举家庭治疗师应具备的知识能力。这五种向度为:概念知识、知觉能力、执行能力、评估能力及专业考虑。

加拿大资深家庭治疗师卡尔·汤姆(Karl Tomm)及其同事提出,家庭治疗师要培养三种面向的能力(Tomm & Wright,1979):(1)概念,治疗师如何引用理论来组织、概念化、理解看到和听到的信息;(2)知觉,治疗师在会谈中如何听到家人的故事、看到家人的互动;(3)执行,根据上述见闻与思考,治疗师为完成治疗目标所采取的介入行动。AAMFT 采纳了这三种能力面向,肯定了这三种面向的基础性与重要性,并加上评估与专业两个层向。评估涉及治疗过程中治疗师持续地判断治疗是否有进展、进展是否有效率、是否朝共识目标前进,并随时邀请家人回馈。专业则包含伦理及法规上的考虑。

家庭治疗师应具备的六种能力范畴及其具体内容如下所示。

1. 进入治疗

在形成治疗合约(同意进行家庭治疗)之前,案主和治疗师之间所有的互动。

进入治疗前，家庭治疗师需要熟悉个人、伴侣、家庭等系统理论概念，也要对案主可能身处的各种不同系统脉络有一定程度的了解（概念），这样才能在工作中辨识系统动力对个体的作用（知觉），并将这些系统作用纳入评估与介入的考虑（执行）。治疗师要能辨识案主求助议题的本质（知觉），以采取适当处置，或在必要时及时转介或启动合适的资源（例如强制通报、医疗转介、危机处理网络）。（执行）

治疗师要能协助案主及其家人准备好进入治疗，包含收集必要的系统数据，根据动力评估决定谁需要出席、邀请（或协助案主邀请）家人出席、说明治疗流程及收费等规定、取得家人同意，然后开始治疗（执行）。同样地，治疗师也要评估自己的胜任能力及状态，决定是否接受案主的治疗委托（评估）。

在治疗过程中，治疗师要能与每位会谈者建立并维持适当、有效的治疗关系，也要能鼓励案主逐渐打开心房投入治疗，让家人能在治疗中彼此交流，还要和其他专业系统保持联系、合作，让案主愿意回馈对治疗的反应，以利随时评估与修正。（执行）

治疗师必须根据机构与法律的要求，处理有风险及危机的案主，并遵守收费及保密等伦理原则。（专业）

2. 评估与诊断

厘清、确认欲处理议题所涉及的所有治疗性活动。

家庭治疗师要具备进行评估所需的各种理论知识，包含发展性、关系动力及病理现象等领域，也要熟悉评估的方法及可运用的工具。要熟悉各种求助议题的性质及其预后，以选择合适的评估与介入方法。（概念）

评估时，应能整合案主自述、现场行为观察、关系互动模式、衡鉴结果及其他专业人员的报告，也要将关系互动对案主求助问题的影响、治疗本身对案主生活的影响，以及可能导致或加剧情绪及人际症状的生理因素纳入考虑，还要能评估每位案主投入治疗与愿意改变的程度。（知觉）

能问出与求助议题相关的生理—心理—社会史，以系统脉络理解案主的问题。能从每一个受访成员的观点来阐释求助问题，并能找出每个成员的优势能力、韧力及可用资源。能辨识案主透露的各种潜在的自伤、伤人线索，并采取适当措施。（执行）

要能评估治疗师与案主对治疗目标及问题诊断的同意程度（评估），并能有效运用督导及专家咨询（专业）。

3. 治疗计划及个案管理

引导治疗方向，包含治疗活动外（extra-therapeutic）的所有作为。

知道应对特定求助问题最有效的理论及治疗方式。了解药物对治疗的效果与对案主的影响。熟悉有助康复的各种资源与服务。（概念）

能整合案主意见、脉络信息、评估分析和医师诊断，形成治疗目标与计划（知觉）。能运用系统观点与案主一起发展出符合案主需要且可评量的治疗目标及治疗计划，并能发展终止治疗后的照护计划（执行）。能评估治疗是否朝设定目标有所进展，并能适时修正治疗目标与计划（评估）。

能与其他利害关系人合作，包括未出席的家人及专业人员，也能指引案家善用医疗系统，协助案主获得所需的医疗处理。能评估案主的风险程度（评估），并能及时处理危机及突发紧急状况。（执行）

4. 治疗介入

用来改善求助议题的所有作为。

理解各种个别与系统治疗模型及其应用，并知道特定治疗模型的优势、限制及禁忌，以及一个模式包含家庭失能、诱发疾病和文化缺陷等假设可能会造成的伤害（概念）。能注意到治疗师的介入对治疗过程造成的影响，也能分辨"内容"与"过程"的差异（知觉）。

针对案主的需要、目标与价值，选择合宜的治疗方式与技术，并能针对案主的状况需要调整介入。（执行）

能在治疗中使用关系问句和促进反思的评论。能重新诠释（reframe）问题和重复的互动模式。能营造安全感，降低所有参与者的紧张，以协助每个家庭成员投入治疗历程，并促进案主发展及统整解决问题的方法。（执行）

能协助案主与其系统建立正面关系，包含向家属提供心理健康教育。能修正不见成效的介入以达治疗目标，并将督导及工作团队意见整合至治疗中。（执行）

能评估介入是否与治疗理论模型一致，是否与文化和脉络相关，是否呼应治疗计划和目标。能根据各种因素（移情、生活压力、文化脉络等）评估案主对介入的反应及治疗成果，以决定其是否需要继续、终止治疗或转介。（评估）

能与案主及相关专业人员维持适当界限，处理治疗三角议题，尊重多元观点，发展合作的工作关系。能整合评估信息、呼应治疗目标与计划、考虑案主背景脉络及系统动力，来说明（articulate）介入的理由。（专业）

5. 法律、伦理及规范

治疗中凡牵涉家庭咨询有关之法条、规范、原则、价值的考虑与行动。

知道与婚姻家庭治疗相关的当地法律和规定，知道服务机构的政策与工作流程。知道专业伦理标准，并了解作出伦理决定的过程。（概念）

辨识出执业情境中的伦理困境，知道何时必须采取伦理、法律、专业责任及执业规范相关行动，知道何时应咨询督导或法律顾问意见。（知觉）

建立并遵守各种执业工作伦理规范，保护当事人的权益。遭遇伦理及法律困境时，能采取适当行动。知会案主及其法定监护人关于隐私权保护的限制及强制报告的条件。对透露自伤及暴力风险的案主，启动安全保护计划，并依法通报相关信息给有关主责单位。（执行）

获得有效执业必须具备的知识及理论，取得执照和专长认证。只在自己专长领域及能力范围内提供服务。依自己需要接受继续教育，以维持专业能力（执行）。通过自我督导、合议咨询、阅读及继续教育，维持专业成长（专业）。

密切注意态度、个人利益、个人议题和困境，确保没有因前者而妨碍治疗或导致不当行为（评估）。当个人议题、态度和信念可能妨碍治疗时，咨询同侪或督导（专业）。

6. 研究及方案评估

治疗中关于有系统地评估治疗是否有效执行的部分。

熟悉与婚姻家庭相关的既有研究文献，了解相关的研究方法（概念）。辨识出治疗师或案主可以参与进行实务研究的机会（知觉）。

阅读最新婚姻家庭治疗及其他专业文献，在实务工作上运用最新研究成果，并能批判、评论研究，评定其研究质量（执行）。能为发展新知识作出贡献（专业）。

逐条具体列举家庭治疗师的核心能力的好处是，可以在训练课程中将其用来评估学员学习成果，或是作为学习者自我检核目前能力程度的具体根据。在美国，过去家庭治疗的研究所课程和执照考试应考标准，皆以修课名称及时数、接案时数、督导时数为准，来衡量学生是否具备治疗师资格。这份详细的能力清单有助于教师及学生在学习家庭治疗工作时有具体参考依据，来设计课程及教学内容，并可依此发展学习评量项目及评分标准，增进教学效能。这样的变革呈现一个家庭治疗训练的新时代：从"输入"取向的教学模式（老师教了哪些），转移至"成果"取向（学生学到了哪些）。近来，不只家庭治疗发展出以核心能力指标引导成果取向的教学训练模式，医师、社工师、临床心理学家、咨询师教育都正朝向这种模式转移（Gehart，2011）。

本书即打算从核心能力的角度，重点整理出家庭治疗师需要具备的整合性基础能力，让有心从事家庭治疗工作的人，能有系统地、循序渐进地准备自己，培养出面对家庭会谈的自信。在学校或机构教授系统理论、家庭咨询、家庭动力学、家庭社会工作等课程的讲师及训练者，也能以本书为教材，通过阅读、讨论、角色演练及示范，循序培养学生从事家庭治疗的知识与能力。

读完这一章，我们希望您开始看见一个人的行为与症状与其身边的人有所关联，知道经典系统理论的发展与限制，体会家庭治疗的重要性与必要性，同意这门专业的发展前景可期。最重要的是，希望您接受我们的邀请，在核心能力的架构下，学习家庭治疗。如果您愿意，我们在第二章会辨识几种常见而重要的关系动力，并通过演练学习，将这些概念运用于治疗历程中。第三章会介绍五项家庭治疗师必备的介入能力，让您面对家人不腿软。第四章将呈现一个家庭治疗案例，让您可以亲自感受家庭会谈室的气氛。第五章介绍家庭治疗可以应用的对象与范畴，让您对家庭治疗的前景更有信心。阅毕本书，希望您可以做好准备，朝向成为一位家庭治疗师迈出关键的一步。

参考文献

- 蔡松瑜(2003)。高中生父母亲教养知觉、家庭生活适应与偏差行为之关系研究。中正大学犯罪防治研究所硕士论文,未出版,嘉义。

- 陈景圆、董旭英(2006)。家庭、学校及同侪因素与国中听觉障碍学生偏差行为之关联性研究。特殊教育研究学刊,**30**,181－201。

- 陈明辉(2001)。青少年自我中心与偏差行为之关系。政治大学心理学研究所硕士论文,未出版,台北。

- 陈喜水(2003)。少数民族高中生偏差行为与家庭气氛及父母的管教态度相关研究——以台东县为例。台东师范学院教育研究所硕士论文,未出版,台东。

- 陈秀华(2006)。家庭结构与学生知觉之家庭关系对高中生偏差行为的影响研究——以基隆地区为例。铭传大学教育研究所硕士在职专班硕士论文,未出版,桃园。

- 陈羿足(2000)。影响青少年偏差行为之家庭因素研究——以台中地区为例。南华大学教育社会学研究所硕士论文,未出版,嘉义。

- 陈珠璋、吴就君(1969)。家族治疗之临床经验。心理卫生通讯,**14**,25－28。

- 邓煌发(2000)。辍学少年之家庭与社会学习因素的比较分析。犯罪学期刊,**5**,233－276。

- 郭芳君(2003)。父母教养方式、自我韧性与内在性自我控制、少年偏差行为之关系研究。成功大学教育研究所硕士论文,未出版,台南。

- 侯年阳(2008)。新移民少年之歧视感受、社会控制与偏差行为关联性研究。台北大学公共行政暨政策学系研究所硕士论文,未出版,台北。

- 黄维贤(2001)。影响高职少数民族学生偏差行为相关因素之研究。彰化师范大学工业教育学系在职进修专班工业教育教学硕士论文,未出版,彰化。

- 黄文娟(2006)。偏差少女遭受家庭暴力历程之研究。台北大学犯罪学研究所硕士论文,未出版,台北。

- 江旭丽(2005)。社会控制、自我控制与少女偏差行为之研究。台北大学犯罪学研究所硕士论文,未出版,台北。

- 林孟君(2008)。祖辈亲职教养对小学低年级学童偏差行为之影响。静宜大学青少年儿童福利研究所硕士论文,未出版,台北。

- Peter Miller 著、林俊宏译(2010)。《群的智慧:向蚂蚁、蜜蜂、飞鸟学习组织运作绝技》。台北:天下远见。

- 孙碧莲(2002)。双亲家庭父亲管教方式与子女行为表现之探讨。政治大学教育学系教育心理与辅导组硕士论文,未出版,台北。

- 魏希圣、李致中、王宛雯(2006)。高中职学生网络成瘾之危险因子与偏差行为研究:以台中县雾峰大里地区为例。台中教育大学学报,**20**(1),89 - 105。

- 温明晶(2003)。青少年偏差行为与整体学业自我效能及主观人际环境之探讨。台湾大学心理学研究所硕士论文,未出版,台北。

- 温淑盈(2004)。家庭结构、家庭功能、自我控制与儿童问题行为之纵贯性研究。犯罪与刑事司法研究,**3**,151 - 200。

- 吴柳蓓(2007)。亲职教养、学校功能与青少年偏差行为相关性之研究。家庭教育与咨商学刊,**2**,81 - 115。

- 吴逸萱(2006)。家庭危机与转机:以青少年心理健康问题和偏差行为为例。静宜大学青少年儿童福利学系硕士论文,未出版,台中。

- 萧世慧(2006)。高中职生父母教养方式、家庭气氛与偏差行为之研究。嘉义大学家庭教育研究所硕士论文,未出版,嘉义。

- 徐淑美(2003)。家庭与学校因素对高中生偏差行为影响研究。南华大学教育社会学研究所硕士论文,未出版,嘉义。

- 杨芳梅(2007)。母亲监控、家庭依附与青少年偏差行为之研究。嘉义大学家庭教育与咨商研究所硕士论文,未出版,嘉义。

- 杨正辉(2007)。"新台湾之子"偏差行为影响因素研究——以桃园县为例。台北大学犯罪学研究所硕士论文，未出版，台北。
- 张枫明(2006)。亲子、师生及同侪关系对国中学生初次偏差行为影响之动态分析研究。台南大学教育经营与管理研究所博士论文，未出版，台南。
- 郑瑞隆(2000)。暴力犯罪少年家庭特征与家庭生活经验。犯罪学期刊，5，49-78。
- 周淑如(2007)。家庭暴力经验、社会支持与高中生偏差行为之关联性研究。成功大学教育研究所硕士论文，未出版，台南。

- Barbato, A. & D'Avanzo, B. (2008). Efficacy of couple therapy as a treatment for depression: a meta-analysis. *Psychiatric Quarterly*, 79(2):121-32.
- Becker, S. J. & Curry, J. F. (2008). Outpatient interventions for adolescent substance abuse: a quality of evidence review. *Journal of Consulting and Clinical Psychology*, 76,531-543.
- Becvar, D. S. & Becvar, R. J. (1996). *Family therapy: a systemic integration* (3rd ed.). Boston: Allyn & Bacon.
- Brosnan, R. & Carr, A. (2000). Adolescent conduct problems. In A. Carr (Ed.) *What Works with Children And Adolescents? A Critical Review of Psychological Interventions with Children, Adolescents and Their Families* (pp.131-154). London: Routledge.
- Corcoran, J. & Dattalo, P. (2006). Parent involvement in treatment for ADHD: A meta-analysis of the published studies. *Research on Social Work Practice*, 16, 561-570.
- Crane, D., Hillin, H., & Jakubowski, S. (2005). Costs of Treating Conduct Disordered Medicaid Youth with and without Family Therapy. *American Journal of Family Therapy*, Vol.33, No.5,403-413.
- Curtis, N. M., Ronan, K. R., & Borduin, C. M. (2004). Multisystemic treatment: A meta-analysis of outcome studies. *Journal of Family Psychology*, 18,

411 – 419.

- Dadds, M. & McHugh, T. (1992) Social support and treatment outcome in behavioral family therapy for child conduct problems. *Journal of Consulting and Clinical Psychology*, 60,252 – 259.

- Edwards, M. E. & Steinglass, P. (1995). Family therapy treatment outcomes for alcoholism. *Journal of Marital and Family Therapy*, 21(4),475 – 509.

- Gehart D. (2011). The core competencies and MFT education: practical aspects of transitioning to a learning-centered, outcome-based pedagogy. *Journal of Marital Family Therapy*, 37(3),344 – 354.

- Hampson, R. , & Beavers, W. (2004). Observational assessment of couples and families. In L. Sperry (Ed.), *Assessment of couples and families: Contemporary and cutting-edge strategies* (pp. 91 – 116). New York, NY: Routledge.

- Laing, R. D. (1960) *The Divided Self: An Existential Study in Sanity and Madness*. Harmondsworth: Penguin.

- Laing, R. D. and Esterson, A. (1964) *Sanity, Madness and the Family*. London: Penguin Books.

- Leff,J. P. & Vaughn,C. (1985). *Review of Expressed Emotion in Families: Its Significance for Mental Illness* . New York: Guilford Press.

- McCart, M. R. , Priester, P. E. , Davises, W. H. , & Azen, R. (2006). Differential effectiveness of behavioral parent-training and cognitive-behavioral therapy for antisocial youth: a meta-analysis. *Journal of Abnormal Child Psychology*, 34(4):527 – 43.

- Minuchin, S. , Rosman, B. L. & Baker, L. (1978). *Psychosomatic Families: Anorexia Nervosa in Context*. Cambridge, MA: HarvardUniversity Press.

- Nichols, M. P. (2010). *Family Therapy: Concepts and Methods* (9th Ed.). New York: Allyn and Bacon.

- O'Farrell, T. J. , & Fals-Stewart, W. (2003). Alcohol abuse. *Journal of Marital and Family Therapy*, 29,97 – 120.

- O'Farrell, T. J., Murphy, M., Alter, J., & Fals-Stewart, W. (2008). Brief family treatment intervention to promote aftercare among substance abusing patients in inpatient detoxification: Transferring a research intervention to clinical practice. *Addictive Behaviors*, 33,464 – 471.

- Pfammater, M., Martin-Junghan, U. & Dieter-Brenner, H. (2006). Efficacy of psychological therapy in schizophrenia: conclusions from meta-analyses. *Schizophrenia Bulletin*, 32,64 – 80.

- Pinsof, W. M., Wynne, L. C., & Hambright, A. B. (1996). The outcomes of couple and family therapy: Findings, conclusions, and recommendations. *Psychotherapy: Theory, Research, Practice, Training;* Vol 33 (2), 1996, 321 – 331.

- Prado, G., Pantin, H., Briones, E. ,et al. (2007). A randomized controlledtrial of a parent-centered intervention in preventingsubstance use and HIV risk behaviors in Hispanic adolescents. *Journal of Consulting and Clinical Psychology*, 75,914 – 926.

- Sayger, T. V., Horne, A. M., Walker, J. M. & Passmore, J. L. (1988). Social learning family therapy with aggressive children: Treatment outcome and maintenance. *Journal of Family Psychology*, 1,261 – 285.

- Stanton, M. D. & Shadish, W. R. (1997). Outcome, attrition and family-couples treatment for drug abuse: a meta-analysis and review of controlled, comparative studies. *Psychological Bulletin*, 122(2),170 – 191.

- Tomm, K. & Wright, L. M. (1979). Training in family therapy: perceptual, conceptual, and executive skills. *Family Process*, 18,227 – 250.

- Trowell, J., Joffe, I., Campbell, J. (2007). Childhood depression: a place for psychotherapy. *European Child and Adolescent Psychiatry*, 16,157 – 167.

- Waldron, H. B. & Turner, C. W. (2008). Evidence-based psychosocial treatments for adolescent abuser: A review and meta-analysis. *Journal of Clinical Child and*

Adolescent Psychology [*Special Issue*：*Evidence Based Psychosocial Interventions for Clinical Child and Adolescent Disorders*]，37，1 - 24.

* Williams，R. J. & Chang，S. Y. (2000). A comprehensive and comparative review o fadolescent substance abuse treatment outcome. *Clinical Psychology*：*Science and Practice*，7，138 - 166.

第 二章

评估关系动力：
培养对关系动力的敏感度

　　资深赏鸟人伸手指着树叶间轻声说："在那里！"但初学者怎么看都视而不见，十分懊恼。如果有资深的人带领，在反复练习之下，初学者也可以练出好眼力。

家庭治疗取向浩繁,常令初学者不知从何着手。若您真正开始从事家庭实务工作,很快就会发现您并不需要熟知所有的家庭治疗理论与技巧,因为那是家庭治疗学者的兴趣。反过来说,就算您已熟记各家理论与技巧,也不会因此变成能让会谈顺畅进行的家庭治疗师。那么,究竟哪些知识与能力是家庭治疗师必备的呢?

根据这些年来的经验,我们认为培养对关系动力的敏感度是第一要务。在会谈过程中,若您能清楚看见家人间的动力关系模式,那么该如何改变自然就呼之欲出了,怎么订立治疗方向、谁该做什么调整也都会很清楚。这时您不需要依赖任何学派提供介入步骤,也不需仰赖固定技巧。除此之外,"看得见"还让您不容易对进行家庭会谈感到焦虑,也不需要预先准备,事前想好要说什么或给什么作业。当您逐渐培养出"看"的能力与自信,家庭治疗(或是任何心理专业实务工作:个人咨询、个案研讨、督导)就会变得很容易,您只需要让自己的心定下来,仔细看现场发生了什么事,看案家(或受督者)呈现了什么素材。

有人可能觉得这"说得容易,学起来难",但我们认为,宁可开头难一点,把基本功练好,那么以后无论面对什么家庭、什么状况,都不容易惊慌。况且,治疗师未来的发展总是变化无穷的,若能不受一组既定的语言、步骤或技巧所限,那么无论是治疗深度或治疗风格,都将充满弹性与发展性,也最能贴近治疗师自己的个性。对心理治疗师而言,随心所"御"的治疗最省力,却也最有力量,因为在轻松自然的气氛下,案家最容易接受新观点、采取新行动。一旦治疗师习惯一组既定的技巧,每当会谈陷入僵局,就一定会马上想依赖它来扭转局面,结果只会愈陷愈深,反而限制了专业成长。因为太忙着做(介入),没空训练自己的眼睛"注意看",所以永远看得模模糊糊。我们认为,学会看清家庭关系与动力是成为顶尖家庭治疗师的第一步。

在 AAMFT 所议定的五个向度的核心能力(概念、知觉、执行、评估与专业)中,评估与专业确保了治疗工作的质量,而前三者在治疗历程中彼此影响、推动,缺一不可。

只有听得懂家人究竟想说什么，看得见家庭互动的模式，治疗师才能引用适当的理论来加以概念化；理论应用得宜，才知道如何采用恰到好处、切合家庭需要的介入；介入到位，碰触到问题要害，家人自然会透露更多更重要的反应，让治疗师有机会看见、听到。如此，治疗自然会进入正向循环，往合意的目标前进。

反过来说，如果看得不清不楚，有些治疗师会过度依赖理论指引治疗方向。理论的危险之处在于：无论怎么说，都能说出一番似是而非的道理，却可能离家人的切身经验有相当差距，变成治疗师自圆其说，但是再雄辩的治疗师也无法成功说服家人改变。也就是说，知觉不足之下，治疗师的概念化很难脚踏实地扎根（grounded）。另一方面，当概念能力不足时，治疗师会收集大量信息，可是却不知该如何组织，不知问题究竟出在哪里（哪些是需要解决的问题，哪些不是），也不知该做什么才对。当介入能力不足时，治疗师无法让家人觉得被理解，无法说服家人采取行动，即使督导亦步亦趋提供方向，即使治疗师的建议对家人是有用的，家人也不会采纳。也就是说，在家庭治疗历程中，治疗师的知觉、概念、执行这三种能力环环相扣：可能互相给力，相辅相成；也可能互相拖累，一事无成。

开始赏鸟的时候，资深赏鸟人会伸手指着树叶间轻声说："在那里！"但初学者怎么看都视而不见，十分懊恼。回家熟读鸟类图鉴会有帮助，反复练习使用望远镜也有帮助，如果有资深的人带领，多指个几次，慢慢地，初学者就会练出好眼力了。

对家庭治疗师来说，概念化的能力可通过精研理论来增进，行动的能力可参考各学派提供的介入技巧逐步培养，但知觉必须通过有经验的治疗师带领，让初学者能逐渐学会"看见"，比较难自学。训练师必须提供机会，无论是通过角色扮演式的演练、播放会谈录像，还是通过双面镜同步观察真实会谈进行，通过讲师的实时说明（"当妈妈开始数落，孩子立刻低下头不再说话，看见了吗"），都能一步步培养初学者的知觉敏感度。

我的研究发现，台湾的家庭治疗师在理论与介入技巧方面的知识并不缺乏，不过知觉敏感度似乎仍嫌不足，我们猜想中国大陆的心理专业人员也许也有类似的情况。如此，培养治疗历程中的知觉能力，可说是当前家庭治疗养成训练最重要的一环，也是本章的目标。在这一章，我们将介绍家庭会谈中时常出现的几种关系动力，以及如何将这些概念应用于治疗工作。首先从系统思维的根本假设讲起：在任何一对两人关系中，两个人都互相影响彼此。

第一节　人际相互性：彼此关联，相互影响

相互性（reciprocity）就是意识到对方与自己必然的关联性，也知道自己对他人有影响力。这条看来毫不起眼的道理，在家庭治疗会谈过程里的实践却可以大费周章。因为来接受治疗的家人总是指着某一个成员，坚称他就是问题所在："只要他想通了、改变了，就没事了！"母亲总是不承认儿子的不负责任与她的过度保护有关，先生往往不了解太太的不安全感、疯狂查勤和自己的冷淡疏离有关。当家人们坚决否认对方的行为与自己有关联时，就否定、低估了自己对对方的影响力，使得他们陷入无力与放弃的状态。

家庭治疗师的任务，就是通过抽丝剥茧的探询，帮助家人了解、承认彼此的关联性，进而产生影响彼此、帮助彼此改变的希望感与方向感。

家庭治疗师对人际相互性深信不疑，以至于在探询时可以直捣黄龙地问关于相互性的问题，而彼此牵连的关系自然立即显现。例如卡尔·威特克（Carl Whitaker）曾接到一位妇女打来的电话，抱怨她头痛。

> 威特克在电话里直接问："谁是你的头痛？"
>
> 妇女以为老医生没听懂，解释道："不是谁，是我有头痛。"
>
> 威特克没动摇："你先生让你头痛吗？"
>
> 妇女："没有，我先生很好。"
>
> 威特克："那你妈让你头痛吗？"
>
> 妇女叹口气："喔！不要讲到我妈……"
>
> 威特克："明天把你的头痛一起带来见我。"

每当有人告状，说某人做了一件令人发指的事，家庭治疗师的思考就是：这件事和身边重要他人的关联是什么？如果学生上课顶撞老师，那老师做了什么让学生要顶撞他？被学生顶撞了以后，老师如何反应、如何处理？其他同学的反应是什么？

家庭治疗师如果花些时间深思（meditate）人际相互性，对于培养关系动力的敏感度会很有帮助。你会发现，即使是素昧平生的陌生人，在进入电梯的一刹那，彼此站立的位置立刻会巧妙地彼此影响（参考 Edward T. Hall，1966，*The Hidden Dimension* 中"人际距离学"［proxemics］的概念），朝夕相处、血浓于水的亲人就便是如此了，当一位妈妈抑郁到想自杀时，相依为命的孩子也表示自己不想活了。

儿童依附（attachment）的相关研究已提供大量证据说明，看似细微的人际情感联结对儿童有深远的影响。针对特定对象（通常是主要照顾者）的依附质量（安全感）会影响一个人的主动探索意愿、创意、问题解决能力、社交能力与友谊，甚至会影响其成年后的伴侣关系（参考 Shaffer & Kipp 的整理，2010）。

原初的家人关系联结不但可能影响儿童各项机能发展，而且长期处于不理想关系中的儿童与成人，很容易出现各种适应上的困难，甚至身心症状。细心的精神科医生会观察到，来求诊病人的生理、人际、事业、情感等各种问题，都可能追溯到纠结的家庭关系，例如与父母未解决的冲突。从检查不出原因的长期背痛、每年母亲来访就一定发作的湿疹，到不敢投入婚姻、就业困难（容易与权威起冲突），这些重复出现的症状往往反映了未解决的关系冲突（Bloomfield，1985）。

河合隼雄是日本荣格心理分析师，他受西方训练后回到日本执业，在多年工作中逐渐体会到，日本人受佛教本体论潜移默化，呈现出和他人特别是和母亲深深互依、强调一体性的自我状态，和西方崇尚独立的个体性自我在本质上十分不同（河合隼雄，2004）。如此看来，关系取向的自我观在本质上是贴近东方人的心灵运作方式的，那么以系统思维协助个体，应会贴近东方人的习惯。

往下深思，说不定你会发现，人生在世，认为一切事情都可以独立自主完成的感受恐怕是假象；年轻时多倾向于这样想，但年纪愈大愈感受到彼此的联结，大家彼此互相影响、纠缠不清。这世界上的人与事虽然表面上看似各自独立，却有愈来愈多学者和修行者引用量子物理的实验和自己的亲身体会，告诉我们"世上的一切皆与其他一切万物相联"(Braden，2010；Hayward，2004)。当您打从心底这样感觉时，就离家庭治疗师的思维近了一步。

互补性：互为对比，实为一体，互相包含，互相依赖

人际相互性还可以细分为互补(complementarity)与竞争两种。互补是状似对立，实则相生相容。通常，一个吝于表达爱意的先生，总有一个喜欢听甜言蜜语的太太；先生愈是吝于表达，太太愈想逼问先生到底爱不爱她，既然太太总会主动追问，先生也就不必自己开口了。这就是伴侣互动中有名的"追逃模式"(pursuer-distancer)。

互补不一定是问题。两性之间一边愈阳刚，另一边就愈温柔。男人在女人面前特别想展示自己强壮的一面；女人在男人身边特别小鸟依人，希望被疼爱。互补使得彼此互相吸引，互相满足对方的需要，可以是一件美事。老子认为，互补是世间所有关系的基本原理。《道德经》说："有无相生，难易相成，长短相形，高下相倾，音声相和，前后相随。"

不过在家庭会谈室里，我们看到僵固、无意识的互补性互动往往令关系陷入僵局。常有父母在亲职角色上一个扮黑脸，另一个扮白脸，结果爸爸对孩子愈严格，妈妈愈不忍心，私下偷放水，孩子的行为当然不会改，于是爸爸抓得更紧，妈妈更反对爸爸太严。但他们往往没有意识到：爸爸抓得紧是因为觉得妈妈太松，担心孩子学不会规矩；妈妈放水是因为爸爸抓太紧，让妈妈心疼孩子没有喘息空间。

同样道理，赖皮、不负责的孩子背后常有一对溺爱的父母，父母愈担心、愈保护孩子，孩子愈习惯依赖父母处理大小事。孩子视帮忙代劳为理所当然，却愈来愈难适应外面社会的要求；母亲抱怨孩子长不大，却也享受被孩子需要的存在感和价值感。令人感叹的是，这样"依赖—过度保护"的亲子关系可以维持到孩子三十岁，双方都喘不过气，却又不知如何停下来。

另一种常见的亲子互补是猫抓老鼠：父母管得愈紧，青少年孩子愈阳奉阴违，自己偷偷在外面交男友、上网吧。这些父母总是一脸无奈地告诉你：要怎样不担心呢，除非

孩子能先自己负起责任来！

　　台湾的老师常抱怨学生太被动，上课不发言，念书只念考试会考的范围。我刚到美国念书时，有次看到一个美国同学举手想发言，老师一时没有点他，继续讲课，那位仁兄竟然手举在那里超过五分钟，直到老师让他说话为止，令我叹为观止，印象深刻。然而学生愈被动，台湾老师们似乎愈积极，点名叫同学发言，指定大量阅读资料让学生写心得。结果学生应接不暇，学习却并没有变得更主动，上课更是愈坐愈后排。大概很少老师会想：学生这般被动，是被老师的积极训练出来的！当然，学生被动一定也使得老师更急、更积极要求学生。老师的积极与学生的被动，两者实为互补。

　　就连治疗关系中，案主与治疗师之间也无法避开互补。有些案主容易呈现无助无望的态度，提不起劲采取行动，使得治疗师不知不觉地拼命想拉案主振作起来，因而进入了拯救者的位置。有些治疗师抱怨案主极度防卫，却没注意到自己的探询方式让案主感觉被质问。后现代的治疗哲学主张治疗师采取"不知"（not-knowing）的立场，正是希望避免治疗师与案主陷入"权威专家—无知无能受助者"的关系，在一种平等的氛围中进行对话。

　　互补性告诉我们，孩子与父母、太太与先生彼此将对方训练成现在的样子，彼此暗暗让对方用互补的方式来满足自己的需要。他们彼此成为一个整体，像一张太极图。问题出在互补的动力容易趋于二极化，当一方愈如此，对方就更变本加厉，使得彼此形成对立，张力不断上升，导致冲突与僵局。

　　阿龙·葛瑞奇（Alon Gratch）在临床心理治疗工作中发现，许多夫妻当初因彼此个性互补而结合，后来却因为同样的理由而彼此厌恨。例如，一个做事深思熟虑、按部就班的太太，可能会喜欢上个性活泼、随性冲动的先生，如此才能"通过对方体验自己不可能体验的人生"。问题是，太太既然自己性格与此相反，显示她的内心对这个对立性格是有抗拒的。葛瑞奇分析，有过童年的人都可能有随性冲动的经验，但后来被压抑下来表示这些特质对太太的性格结构产生某种威胁。一旦过了热恋期，先生一度吸引她的这些特质便逐渐变成（变回）让太太嫌恶厌烦、无法容忍的特质了。葛瑞奇认为，夫妻之间的任务之一是将对方与自己互补、对立的性格内化进自己性格结构中，若是无法成功内化，就可能形成夫妻间不断的冲突。

竞争

竞争是另一种常见的两人关系。竞争产生张力,使人充满力量,蓄势待发,准备放手一搏。人的肌肉控制(例如手臂)需要一紧一松的拮抗张力(muscle tone),没有适当的肌肉张力,手臂就没办法灵活、有力地运作。在学术圈或工作团队之中,良性的意见竞争会使得工作士气更高、成果表现更好。但是因为华人文化崇尚人际和谐,所以我们嘴巴上都说不喜欢吵架,可是一旦感觉对方造成威胁,往往不知不觉地在第一时间加以反击。

虽然竞争不一定不好,但在会谈室中,我们要处理的是恶性竞争——也就是两个人斗得你死我活的状态,谁也不肯先让步,使关系陷入僵局。例如,一对吵架的夫妻,每当先生抱怨太太生活习惯令他忍无可忍时,太太会立刻反讯先生不擅处理财务,结果先生立刻被激怒,提高音量反击,接下来双方火气愈来愈大,沟通却愈来愈困难。

表面上看来,竞争似乎是为了抢夺有限资源(升学、升迁、生存),不过一旦变成习惯,什么事情都可以争得脸红气喘(他们会理直气壮地告诉你,争的是"一口气"!)。如果你怕落后、怕输,别人的成就便很容易引发你的不安,使得你不知不觉陷入竞争状态,造成关系紧张、拔河,彼此攻击、防卫。曾有一对夫妻在会谈室总是剑拔弩张,他们的婚姻咨询师十分头痛,以为咨询对他们没有效,后来妻子要求停止婚姻咨询,改为进行个人咨询,咨询师才意识到,这个妻子其实认同咨询师的意见,但在先生面前她不愿承认,仿佛在先生面前讨论自己内心的不安就等于承认是自己有问题。这个无意识的竞争使这对夫妻很难修补他们亲密关系中的裂痕。

竞争有时也与文化价值有关,一个人不见得是为自己而争,却很难走出恶性竞争的僵局。有些丈夫个性并不强势,也很爱太太,但为了维护"男性尊严",认为在家人面前"不能让太太爬到头上去"。有些老师为了维持"师道尊严",觉得必须"压一压学生气焰","否则还像话吗",于是与学生陷入权威与叛逆的拉扯。老师愈权威,学生愈反感、不从甚至加以顶撞,学生愈不顺从,老师愈觉得岂有此理,一定要给点颜色、树立权威，从而形成师生间恶性竞争的循环。

竞争很难完全避免，秘诀在于超越。一个人如果能自我肯定，不受外在动摇，面对竞争就比较容易跳脱出来，像台湾高球球后曾雅妮一样"享受比赛过程"。一旦发现自己陷入不必要的竞争心态，紧张与对立已造成破坏而非进行建设，那么实时抽身停止恶性竞争，会是有智慧的一步。

一位武术教练的心得让我们对竞争有一个新体悟。武术教练说："每个（和你）处于竞争状态的人，都是你的镜子。身为你的私人镜子，对手会呈现出你当下的模样。观察他如何接近你，就能看见他如何看待你。"（Braden，2010：193）。如果我们的竞争对手是我们的一面镜子，那么对方的态度与行为正透露我们自己的行为对对方造成的影响，值得我们深思并做出调整和回应。当我们调整自己时，对方往往也立刻有反应；如果我们调整的方向是正面的，对方往往也会有正面的响应。

家庭治疗师要看见家人间的互补与竞争关系并不难。看见之后的治疗任务是帮助家人彼此看见在互补关系中自己的贡献，使得他们从抱怨对方变为反求诸己。当他们承认自己的贡献时，自然知道自己该做调整。于是他们会问："那我该怎么做?"这句话使会谈得以进入愿意采取有效行动的阶段。

关系的疗愈在于接受彼此、整合两极，达到完整与一体。如果严厉父亲心里能认同母亲表现出的慈爱，将之内化，自然更能支持太太的管教，虽然他自己不一定要做一样的事。亲职教育专家发现，有效的父母亲管教风格并不需要两人完全一致，但绝对需要彼此支持，不能扯对方后腿。孩子可以分别从父母身上学到不同的道理，只要父母不吵架。同样地，老师若回忆起自己年轻时也曾叛逆不满，对于不服从的学生自然更能包容。一旦学生发现老师并不坚持权威，自然不需和老师时时对立来保护自己。如此，师生关系自然可以摆脱对立，进入不同境界。

有时案主已经开始看见、承认自己在人际上的互补与竞争，但一时还难以停止习惯性模式。这时治疗师可以进一步探询，互补行为背后的关系脉络与过去成长经验形成的信念如何让他们演变成目前的状态。深入的探询帮助案主更深入地认识自己和对方，增加了对自己和对方行为的理解与接纳，关系自然容易和解，改变的行动也就变得容易了。

循环因果：彼此互为因果

发生问题时，人的自然反应是问："为什么？"因为"事出必有因"，相信知道问题的原因就能找到解决办法。在和人有关的问题上，找原因常容易变成找一个指责的对象，所以家庭治疗师常遇到全家人一致认为其中一名成员"就是问题所在"，斩铁截钉地告诉治疗师"他懒惰，不上学"、"她脾气坏，爱骂人"、"只要他/她改，一切就恢复正常了"。这是线性因果观。

系统观点相信循环因果，也就是事事互为因果，且彼此来回影响，生生不息。一个在学校爱发脾气、常起冲突的学生，如果碰到一个重权威、用处罚压制来处理学生问题行为的老师，很可能会心里不服，对老师产生成见，下次再在学校发脾气、与同学和老师起冲突的机会更高，情绪起伏也更激烈，这使得老师更认定这学生"有问题、不受教"，使得老师对学生的态度更加负面，处理必然也更加严厉。如此，学生情绪激动和老师处理方法互相影响，而且对立情况愈演愈烈。究竟是"学生脾气不好"，还是"老师处理不好"，才是师生冲突最重要的原因呢？

家庭治疗师的回答是：就像鸡生蛋、蛋生鸡的命题一样，何者为因已经不重要了，学生的情绪和老师的处理可说"互为因果"，任何一方改变，系统都会朝截然不同的方向发展。曾经有个高中学生，在多次的师生冲突后，学会了尽量不受老师不公平与不合理要求的影响，全心投注在课业上，最后顺利度过师生冲突危机。我们说，这个学生从经验中培养出了"适应社会的能力"。我们也遇过类似状况的学生，更换导师之后，师生冲突忽然大幅减少，在学校一路平安，顺利毕业。

就像互补与竞争，循环因果也有极化的趋势，使得原来的行为愈演愈烈。当这个循环是正面的良性循环时，情况会愈来愈好。一早起床和家人有说有笑，心情自然愉快，出门碰到邻居仍笑脸迎人，邻居必然也笑脸以报，使得心情更加轻松，到了办公室见到同事，自然热情招呼，同事当然也报以友善响应，于是就形成了一个正面的人际回路，彼此都愈来愈愉快。

反之亦然。如果老师认定学生不服管教、冥顽不灵，强烈建议家长带学生就医，或交付学务处依校规惩处，学生可能就此戴上"抑郁症"或"不良学生"标签，服药、记过，让老师更加认定学生有问题，更有理由放弃学生。而被老师放弃的学生，自然更容易受同学排挤，甚至会自我放弃，使得他的行为更肆无忌惮，问题变得更加严重。这是一个恶性循环的回路。

案例：做女儿的军师，不要做狱卒

在一次家庭会谈中，妈妈无奈地叙述念高中的女儿不听劝，与素行不良的男同学交往。妈妈又急又气地对治疗师细数男同学过去的不良记录，女儿在一旁时而置若罔闻，时而插嘴反驳，替男同学辩护。妈妈气急败坏得停不下来。

眼看着女儿愈来愈不耐烦，治疗师趁妈妈换气赶快开口，免得继续和她女儿一起听训。治疗师问妈妈："为什么你女儿班上同学一举一动，你比她还清楚？"妈妈似乎没料到会有这样的问题，愣了几秒，傻笑说，因为她很关心女儿，只有这个宝贝独生女，从小一直都是如此。治疗师转头问女儿："你喜欢妈妈对你同学了如指掌，帮你详细分析人际关系策略吗？"这个刚才不停反驳妈妈每一句话的女儿，竟腼腆地对治疗师说："还不错啊，我会告诉她学校的事。"

治疗师问女儿："可是你不会和妈妈商量你对这个男同学的真正想法，因为她已经很清楚地宣布不准你和他交往了，对不对？"女儿点头承认，妈妈则认真地看着女儿。治疗师转头对妈妈说："所以对于你最在意的交男友这件事，你女儿无法和你商量。你愈反对，她愈是只能对你阳奉阴违，你知道吗？"妈妈说不出话来。

稍后，女儿承认和男同学其实已经私下在一起了，妈妈忍不住又数落起对方的恶行，不断告诫女儿"他不是好东西"。女儿又变得面无表情，不再说话了。

治疗师对女儿说，谈恋爱的过程中会有很多细腻的心思、很多的不确定感，想找人分享、讨论。治疗师问她："有人可以和你谈这些事吗？"女儿先是回答有，经治疗师追问，她承认其实没有一个信得过的对象可以讨论。治疗师再问女儿心里对这个男同学、这段感情的想法，她脸上又开始有了生气，滔滔不绝地说了许多。这个妈妈大概从没听过女儿说这些，非常专注地听。女儿主动问治疗师对"从一而终"的看法,治疗师和她讨论她为什么会关心这件事,及其和她目前感情的关联。

会谈结束前,治疗师对妈妈说:"你有一个漂亮的女儿,今天这个男同学追她,明天会有另一个,躲也躲不掉。她需要学会保护自己,学会自己判断谁是好男人。在感情这件事上,你的女儿需要你做她的军师,不是狱卒。"妈妈说她懂。

治疗师心里知道妈妈不一定马上做得到,不过那是下一次会谈的事了。

第二节 界限、分化与三角关系

关系中的离与合

在婚姻与家庭治疗课上,我们讨论一个问题:"当你有孩子之后,几岁开始你会让他睡在自己的空间里?"这里所说的"空间"是一个隐喻,也就是在父母能力与意愿所及之下,为孩子创造出来的各种形式的、属于自我的领域。有趣的是,同学们的回答十分多元,甚至饶富创意。

"应该要趁早吧!"一个平时看起来就很有主见的女生说。她相信美式教养风格,像在电影里看到的西方国家父母,从婴儿时期就将孩子安置在独立的房间、独立的婴儿床上。婴儿床边放一个监听器,可以从厨房或其他地方听到孩子的哭声,方便父母随时掌握孩子的状况与安全。

"我和爸妈一起睡到初中毕业。"一个身材十分健壮的男生大方承认,女同学们不约而同地发出一阵喧哗。老师帮忙缓颊,说日本的心理学家发现,父母和孩子同睡可以促进孩子的自尊与人格发展。

"不如一、三、五一起睡,二、四、六分开睡吧! 星期天放假,想怎么睡就怎么睡。"一位同学提出这个折衷又有实验精神的办法,也许反映出对于究竟如何同时兼顾分开与在一起、界限和情感联结,实在困难。

也许我们都想和家人保持情感上的亲密与联结,可是同时也需要维持适度的界限,免得被浓烈的情感弄得愈来愈沉重、喘不过气、想逃。问题是,那一条适当的界限,究竟要划在哪里? 对我来讲舒适的空间,对你会不会太远、太冷漠? 还是太近、太窒息?

有一位因习惯性啃咬手指甲而来求助的案主,她的成绩十分优异,大学期间她每堂课都会录下老师的讲课内容回家复习。生活上她自觉没有什么问题,唯一的困扰就是当看到手指甲稍微长出来时,会无法克制地不断啃咬。在咨询中,她总是用非常平稳的语气描述自己的生活,少有情绪起伏。有一次,治疗师邀请她闭上眼睛,借由调节呼吸和自己的身体(包括她的手指头)形成更深的接触。治疗师随后问她脑中有没有浮现什么影像。

"没有,只是置身于一片纯白的空间当中。"她平静地说,接着却流下眼泪,双手卷起,肩膀出现不曾出现过的颤抖。

原来这个空间,不只是案主对家的想象,也是她在家里的真实感受。案主居住在一个没有隔间的房子里,是一个只有四面墙围起来的大屋子,里头除了厕所、橱柜和其他家具外,没有任何用来隔间的结构。最特别的是,这个家的四面主墙都装满了镜子。

案主形容,连要换件衣服,都要弯曲着身子,将自己藏在一个衣橱的后面,以避免父亲和兄弟无意投射过来的视线。

对这个案主而言,每天身处一个完全无界限、无隐私的生活空间中,仿佛所有颜色的光束融合在一起,只剩下一片纯白,缺乏保护自己的界限。尽管她小心翼翼地努力生活,恐惧却透过咬指甲不时悄悄浮现出来。

界限:在"离"与"合"之间寻求平衡

小学时期许多人有共同的回忆:在两人共享的长课桌上,画出一条壁垒分明的"楚河汉界",宣示彼此的势力范围,以树立一种心理上的自主性。随着时代的变迁,这条线从粉笔画、小刀割,变成立可白或胶带,然而界限对人际领域的意义,并未随时空转换而消失。

界限,区别自己与他人的领域,厘清人我关系中的规则,无论是在课桌上,还是在人们的心中。

在客体关系理论中,界限在人出生那一刻便逐渐形成。皮肤被视为一个人内在与外界分野的"界限膜",界限外的环境会刺激婴儿的知觉,形成对外在世界的理解,进而发展出"自我感"。而在所有外在环境中，家庭经验扮演了关键的角色，让婴儿学会与他人相处的规则，并从中发展出自我价值与自尊。

萨尔瓦多·米纽秦用光谱的概念来描述人际距离的属性。光谱的两端分别是两种极端僵化的人际形式：一端为"疏离"（disengagement），代表自我和他人间的区别泾渭分明，保护了自我的领域，却容易让对方感觉冷漠、有距离。另一端为"纠结"（enmeshment），两人距离亲近黏密，形成两人一体的共生状态，但往往也失去自主与自由。默瑞·鲍温（Murray Bowen）深入观察家庭，发现家人之间同时存在两股动力："家庭凝聚"与"追求自主"，也就是"合"与"离"。既想合又想离，结果往往造成许多内心与人际间的冲突。

那么，要如何拿捏人际距离才好？要维持怎样的界限，才算健康？

家庭学者主张：有弹性、能依环境变迁而及时、适度调整的人际界限，最能因应外在的压力，同时维持完整的自我感。所谓中道，并不是死守在人际光谱的中间。中间究竟在哪里？万一我的中间和你的中间，不在同一个点上怎么办？允执厥中的"中"，应该是指一个终极的境界（依道家的解释，是究竟不二的原初自性状态），而凡夫俗子如你我者，在生活与人际界限的纷纷扰扰中，需要不断地和自己的心以及对方的反应核对，找到彼此都自在的平衡点。也就是说，随着外境变化，这个适当的中线需要不时地动态调整。

孩子年幼时，父母的眼光不能离开孩子太远，才能保护幼儿不受伤，也让幼儿逐渐培养出安全感。等孩子逐渐长大，父母理智上都知道要放手，问题是要放多少，能不能放得下，这才是每一个父母都需要修炼的功课。万一孩子依赖习惯了，不让父母放手，那么放手的功课就更难了。一个人如何能够持续维持一个弹性而平衡的界限，和他的自我分化程度有关。

自我分化：维持自我的重要能力

鲍温从两个面向检视一个人的自我分化（differentiation of self）程度：(1)面对令

人焦虑的压力情境时,是否能冷静理智、根据思考做出反应,而不是被焦虑驱动而反射性地响应(reflex);(2)在人际关系中,与对方情绪融合成一体(fusion)的程度,也就是在面对焦虑情境时,是否仍能就事论事,在情绪上是否能维持适当的人我区分,不会被对方的情绪轻易淹没。鲍温发现,当一个人面对分离或失去自我的威胁而产生焦虑时,特别容易出现反射性响应,而两人情绪融合程度愈高,彼此的焦虑愈会互相传染,使得双方都无法发挥原有的能力。

米纽秦的界限观念让我们看见人与人之间的亲疏远近距离,而鲍温自我分化的概念则将人际距离和内在自我运作的机制(焦虑、防卫等自体心理学理论)联结起来,让我们看见一个人的内心运作和他的人际关系如何彼此影响,产生行为结果。两人谈的是同一个现象,但是采取了不同的视框,处理的手法也不尽相同。米纽秦鼓励家人拉开距离,允许彼此拥有成长的空间;鲍温则从处理焦虑感出发,增进一个人内外的分化程度。在进行家庭治疗时,这两种做法可以相辅相成,并无冲突。

自我分化程度决定了人们在关系中维持自我感的能力。分化程度高的人,与他人互动时不会担心在关系中失去自主性,也不易与他人的情绪混淆,陷入融合的纠结状态。自我分化程度较低的人,因为无法清楚区分情绪和理智,时常受情感左右而失去理智判断的标准,思绪、行动容易受到外界(特别是关系)压力的影响,也特别容易在关系中产生焦虑(Bowen,1978/1993)。

不过鲍温并不是反对亲密,分化程度高也不等于冷血疏离。根据鲍温的观点,自我分化程度高的人与他人亲近时不会产生焦虑感而想逃走,与人分离时也不会觉得愧疚、想弥补。反之,自我分化程度低的人,与人分离时觉得孤单,与人在一起又觉得窒息、想攻击对方。我们在许多存在重复、周期性冲突的家人间,往往可以观察到后者。

对大多数人而言,自我分化是程度的问题,所谓的"高分化"是努力的目标,而不是判定一个人健康与否的标准。不过在出现严重精神症状的病人与家人的互动中(例如精神分裂症、厌食症……),的确很容易观察到过度干涉、过度保护、不合理的互动反应。例如一个父亲会对21岁的女儿说他支持她搬出去住,但却不相信她有能力照顾自己,因为她在家里都不自己洗衣服、早上起不了床。而当治疗师试图挑战女儿不合理的想法时，父亲总是立刻不假思索地岔开话题。

将分化的概念延伸应用到伴侣之间，托马斯·福格蒂（Thomas Fogarty）提出"追逐者—逃避者"的夫妻互动模式，成为后来伴侣研究的经典理论（Fogarty，1976）。福格蒂认为，伴侣追逃模式背后的动力正是上述的分化程度，离与合的驱力。

在心理发展阶段上，发展出独立自主性是青少年最重要的任务之一，所以我们在与青少年家庭工作时，最容易看到分化与界限的议题。不过发展阶段与年龄的关系因人而异，有些孩子小学还没毕业就已经被训练得相当自主（有时是出于创伤与无奈），有些成人却一辈子没能发展出自己的独立人格，终其一生在人际的情绪纠结中挣扎。

亲子间的共生与共依附

低自我分化的家人终日朝夕相处，心理上逐渐相互依赖，仿佛变成一个连体婴，一旦分离便焦虑不已，形成"共生"的情况。于是孩子无法上学，无法出门，父/母也无法离开，即使暂时离开，心里也无法不挂念孩子。在某些情况中，父母会以各种理由阻止孩子上学，让学校头痛不已。

报纸的社会版每隔一阵子就会出现这样的新闻：三十几岁的孩子失业在家，和父母要钱买酒，若不给就偷偷变卖家里电器，甚至动手打父母，气得父母要报警给孩子一点教训。

在酗酒者的家庭中，某一个特别竭尽心力照顾酗酒者的家人，有时会产生"照顾成瘾"的现象：他们一心关注酗酒者的一举一动，甚至牺牲自己的婚姻或工作，但也在付出中得到助人的价值感与存在感。酗酒者习于接受照顾，却继续维持失能的状态，不时还会抱怨照顾者管太多。而照顾者虽埋怨酗酒者不振作，却也无法放手，总是认定酗酒者自己无法照顾自己，于是继续照顾，形成"共依附"（co-dependence）。共依附的背后，正是双方情绪上的低自我分化，以及纠缠不清的共生关系。

案例：生病的儿子，分不开的母子

坐在会谈室里的是70岁的老妈妈和她32岁的儿子。老妈妈是独生女，在40岁时为了传宗接代而未婚生子，但从未告诉儿子生父的消息。

儿子多年前发病，被诊断为强迫症，一年365天只穿同一套衣服，不洗澡、不出门，房间里堆满垃圾袋。大学学业一直没办法完成，妈妈只好北上陪读，和儿子住在一起。

在咨询的过程中，儿子从不正眼看妈妈，即使妈妈描述的是他的症状，他也没有任何反应。但当妈妈老泪纵横，担心她死后没人可以照顾生病的儿子时，儿子却一脸怒容，鼻孔几乎要冒烟。治疗师问儿子为何生气，他才透露他气妈妈用死来威胁他接受医疗。

虽然是因为儿子的病而来，但看来老妈妈更担心的是和儿子分离，而儿子最在意的也不是他的病，而是妈妈的控制。儿子的病让妈妈更有理由陪伴照顾儿子，而生病的儿子更有理由继续留在妈妈身边接受照顾与担心。无论几岁，他们都紧紧相依，难分难离。

华人文化一向鼓励家人之间和谐紧密，对于亲子间的情感联结更是高度赞扬。台湾新闻里曾出现提前退休的儿子用花布包着老妈妈就医，照片里儿子深情望着怀抱里生病的母亲，感动了许多人。许多台湾父母将亲子间的紧密联结视为理所当然，对于放手让逐渐长大的孩子独立，有的从没想到过，有的嘴上说应该，实际上却做不到。于是青少年孩子会为了回家时间、发型、交女友、整理房间及选填志愿和父母起冲突，造成许多家庭的严重困扰。一个家庭治疗师如何协助一对面临分化阵痛的亲子呢？

无论是亲子还是夫妻之间的冲突，基本上都包含某种程度的分化议题，需要拉开一些距离，尊重彼此独立自主的空间。自我分化愈良好，在人际关系中愈不会害怕失去自我，反而愈能发展深入的亲密感。他会愿意接受对方的要求，调整自己，让彼此更靠近，比较不容易陷入竞争性的对立，要求对方先配合自己。面对分化的困难，治疗师会竭力协助关系中的每个人都发展自己的空间，同时协助争取对方的允许，让自己的空间能得到对方的认可与协助。治疗师也会协助当事人学会向对方提出确认关系的保证，安抚对方的焦虑，让对方不会因担心失去这段关系而出现破坏性反应。

如果两人关系陷入冲突甚至僵局，又没有家庭治疗师的角色介入协助，往往就会不自觉地拉进第三者来降低关系中的焦虑，形成"三角关系"，不过也常常衍生出更多关系的张力与个人适应上的困难。

三角关系

对萨提亚来说，每个人一出生便进入父、母、子的原初三人关系中，并在每段关系中学习爱与被爱，形成自尊与自我价值。从这个最初的人际关系当中，我们也形成了家庭外人际应对的模式与基本信念，影响我们日后的社会适应与生存。

不过鲍温谈的三角关系，是家人处理人际冲突焦虑的一种策略。他观察了许多精神分裂症患者的家庭，发现当两个人之间有冲突时，其中一人或双方往往会寻求第三者的认可与支持，使得原本两人之间的紧张暂时得到舒缓。在家庭里，最基本的两人冲突常出现在夫妻之间，因为生活习惯、价值观或是子女教养方式等差异而持续争执，使得夫妻关系逐渐陷入僵局。生气又孤单的妻子很可能将她的情感投在子女身上，不但在生活上和子女愈来愈紧密，对于先生的不满心情自然也会向子女诉说，使得某一个特别心疼妈妈的孩子逐渐成为妈妈的心理伴侣，长久下来逐渐形成固定的三角关系。

这样的三角暂时抚慰了妻子，也让先生得以避免直接面对不满的太太，却延宕了夫妻真正面对、处理彼此冲突的契机，同时也往往严重限制了孩子的发展。孩子一方面心疼妈妈在婚姻中受苦，一方面却无力解决父母间的冲突，只能默默承受母亲对婚姻及男性的怨恨。有些子女成年后论及婚嫁，发现自己对婚姻有很大的恐惧，或是对特定性别有很深的成见。有些则因不断被迫在父母之间选边站而饱受折磨，因为他的父亲虽然不是一个好丈夫，却是一个对子女不错的好爸爸，然而接近爸爸就要担心妈妈觉得被背叛，而孩子怎能背叛受了那么多苦、那么不快乐的妈妈！

许多本地学者的研究成果也支持鲍温的理论，说明这个现象确实存在于华人家庭中,而且对子女身心发展影响甚巨。父或母自身的分化程度愈高,孩子涉入三角的机会愈小(贾红莺,1991;吴丽娟,1998)。夫妻之间婚姻满意度愈低,子女愈容易在父母争吵时涉入,形成三角关系(郑淑君、郭丽安,2008)。

子女可能以四种不同的方式涉入亲子三角关系(黄宗坚、周玉慧,2009):

(1) 跨代联盟:孩子成为父母的"情绪配偶"

当父母持续冲突时,有些父母会主动争取子女的支持,有意无意将婚姻的不满向子女诉说,甚至会要子女表态选边。子女多半对要在父母之间选边站感到困扰,担心得罪或伤害另一方,但有些子女可能和父母中的一方逐渐形成固定的心理同盟,同情一方,同仇敌忾地一起疏离、指责另一方。

与母亲联盟的子女会日渐觉得父亲很可恶,母亲很可怜。他们会将母亲对父亲的批评与怨恨照单全收,同时感觉自己绝不能离开、背叛母亲,为日后亲子关系及自己身心发展上的困难埋下伏笔。这样的孩子往往会以他人的需要为优先,将自己的价值建立在别人的肯定上,形成低自我价值感。如果父母离婚,子女和同住一方的父/母相依为命,往往形成更牢不可破的联盟。

黄宗坚、周玉慧(2009)的研究发现,有 41%—48% 的台湾大学生存在与父母跨代联盟的现象,比例相当高。其中女生比例又比男生稍高。

(2) 亲职化:孩子变成"小妈妈"

面对父母的终日冲突,有些子女会尽力做个"乖小孩",把自己分内的事处理好,不让焦头烂额的父母担心,希望可以减轻父母的负担。无论是出于自发,还是因为父母缺席(冲突中或沉溺于自己困境的父母无心投入家庭,心理上形同缺席),有些孩子会把家庭责任揽在自己肩上,成为家庭情感上甚至实际运作上的支柱(做家事、照顾弟妹、打工赚钱还债……)。当父母严重失能时(例如长期酗酒、失业、家暴……),有些孩子甚至会主动照顾失能、生病的父母,在角色上转而成为自己父母的父母。

这些孩子的情绪与生理发展可能尚未成熟,却被迫提早承担超过自己负荷的责任压力,使得这样的孩子可能会出现"过度负责"的照顾者信念,包括"父母发生冲突时需要我来协调"、"这个家里不能没有我"、"我一定要好好照顾我的家人"等。这些全心照顾别人的子女,很可能习惯性地忽略或压抑自己的需要,倘若未能获得家人的认同与肯定,也可能产生不公平的感受。

值得注意的是,本地研究发现,亲职化的孩子不一定会出现适应困难,儿童、大学生皆然(张虹雯、郭丽安,2000;黄宗坚、周玉慧,2009),而且出现亲职化现象的比例也不低(24%—31%)(黄宗坚、周玉慧,2009)。在台湾,孩子若扛起照顾家庭的责任,不但会被视为理所当然("长姐若母"),还会受到称赞与肯定("顾家"、"孝顺")。这些社会肯定也许冲淡了三角关系对孩子造成的责任压力。所以本地的家庭治疗师在评估亲职化亲子三角关系时,要特别谨慎,避免太快采取病理化的立场。

(3) 代罪羔羊:孩子被视为"小恶魔"

若冲突的父母将注意力放在孩子的问题行为上,联合起来指责攻击后者,自然可暂时转移夫妻之间原本的紧张,形成父母合作的假象。久而久之,孩子也相信自己有问题,是自己不乖害父母吵架,使得孩子内心抱持负面自我形象,形成负向的自验预言(self-fulfilling prophecy)。本地研究已证实,成为代罪羔羊的儿童,出现行为问题的比例显著较高(张虹雯、郭丽安,2000)。

其实所有的孩子都难免会调皮淘气,或出现未能符合父母期望的行为,但在长期冲突、情绪低落的父母眼中,这些行为容易被放大成严重的问题,或是被视为故意("因为他明明知道……"),使父母和孩子的关系愈来愈紧张,结果孩子的问题行为真的愈来愈多,程度愈来愈严重,处罚也跟着愈来愈重。当孩子在治疗师面前表现得一切正常时,这些父母便会努力告诉治疗师孩子在家的种种恶行,而他们已经用尽所有办法。在这些父母的眼中,孩子是"小恶魔"、"来讨债的"。

(4) 支持型迂回:孩子成为"小病人"

除了代罪羔羊式的"攻击式迂回"(detouring-attacking),还有一些孩子经常呈现出病弱、无能的状态,让父母忙于照顾,以转移父母间的婚姻冲突,米纽秦(1974)称之为"支持型迂回"(detouring-supportive)。这些孩子注意到,只要父母花时间来照顾他,就不会吵架，他的病自然很难好起来，而父母则更有理由担心他的健康了。

　　"情绪配偶"、"小妈妈"、"小恶魔"、"小病人"等角色，也可能出现在同一个孩子身上，使他以不同方式涉入父母的冲突。黄宗坚、周玉慧(2009)发现，大学生如果出现与父母跨代联盟的现象，在亲职化、代罪羔羊及支持型迂回上的得分也会很高。也就是说，在情感上涉入父母冲突较深、形成情感联盟的初成年孩子，也会想要替父母分担责任，却也会被视为能力不足、需要照顾。这听起来的确像是典型的华人亲子关系。

　　值得注意的是性别差异。美国和日本的青少年女儿出现较多跨代联盟，青少年儿子则较常以代罪羔羊形式涉入(Bell，Bell，& Nakata，2001)，但台湾的研究有不同结果：郑淑君、郭丽安(2008)的研究显示，中学独生子女涉入父母争吵的情形没有性别差异，而黄宗坚、周玉慧(2009)的研究指出，女大学生出现跨代联盟的比例明显比男生高(47.6% vs. 40.8%)，但亲职化的男大学生却比女生稍多(31.6% vs. 24.4%)。在受影响程度上，张虹雯、郭丽安(2000)的研究显示，三角关系对小学女童在适应上的影响比对男童来得大。黄宗坚、周玉慧(2009)的研究则指出，虽然女大学生比男大学生更容易涉入父母婚姻冲突，但男生对亲密关系的适应却比较差，显示男生受到亲子三角的影响不一定比女性小！看来在评估亲子关系三角时，还需要将文化和年龄纳入考虑。

　　不只鲍温，许多研究者都注意到家人之间情绪纠缠不清对成员身心健康的重大影响。英国的乔治·布朗、朱利安·列夫、克里斯汀·沃恩(George Brown，Julian Leff，Christine Vaughn)和同事进行了一系列研究(参考 Leff & Vaughn，1985，对其来龙去脉有详细说明)，测量精神分裂症及重度抑郁症患者家属的情绪表达(expressed emotion，EE)对病人出院后病情复发的影响，发现如果家属经常出现批评(抱怨其症状行为、人身攻击)和情绪过度涉入(情绪反应激烈、牺牲自己照顾病人、过度保护)，也就是属于 Leff 所称的高情绪表达家属，病人出院后两年内复发的比率是与低情绪表达家属一起生活的病人的三到四倍。沃恩和列夫(Vaughn & Leff，1976)发现，家属对病人的情绪表达，比病人出院后是否规律服药，更能预测病人是否会再度发病。这些实证研究再度支持分化的重要性，提醒家庭治疗师谨慎协助案家处理亲子间的三角问题。

　　家庭治疗师的任务,是在理解家庭的过程中抽丝剥茧,厘清关系的三角纠结。父母是如何把孩子拉进来的呢? 哪一个孩子对这个拉扯有反应? 如何回应? 被拉进去的孩子,自己也乐于加入联盟的游戏吗? 还是一面加入,一面又觉得被困住? 这样的三角纠结如何延续下去,会形成更多的三角纠结线团吗?

第三节　人际沟通：层次与形态

来到治疗师面前的伴侣或家人，绝大部分会说他们有"沟通的问题"。究竟沟通为何会出问题？如何协助家人化解沟通问题？家庭治疗师需要学会看懂沟通过程，才不会和家人一起卡在意见冲突的僵局里。家庭治疗师还需要掌握一些处理沟通障碍的手法，不能只会劝大家"退一步海阔天空"。

为了研究家人沟通的特色，瓦兹拉维克、巴维拉斯和杰克逊（Watzlawick，Bavelas & Jackson，1967）从语言学得到启发，发现当家人沟通时，会同时在三个不同的层次上传递讯息，也就是语义（semantic）、语法（syntax）和语用（pragmatic）。然而这三个层次所传递的讯息往往不尽一致，使得沟通令人费解，误会丛生。

语义：语言的意义

所谓语义，就是说话者使用的文字内容所代表的意义，这也是一般人在人际沟通时最容易注意的一个层面。不过每个说话者遣词用字的表达能力与习惯差异很大，使得听者常须费力倾听，才能明了其义。例如：有人喜欢套用流行语，维持潮感；有人喜欢字斟句酌，找到最能表达自己意思的词汇；有人说话具体直接；有人喜欢使用隐喻。

意义本身是一种建构的产物，深受每个人独特的经验背景影响，所以一句话说出来，每个人都可能听见不同的意思。悲剧在于，说者想要传达的意义，往往不是听者所理解的，所以从说出到听见之间，充满了产生误会的机会，也就是中文说的"言者无意，听者有心"。当听者根据自己听见的意义，理所当然、理直气壮地加以响应时，冲突势所难免。除了训练有素的听者，例如心理咨询师，或是有所意图的沟通者，像是谈判人员，多数人很少意识到这个说与听之间的意义鸿沟。若要降低沟通误差，听者必须小心聆听，不时摘述自己所闻，同对方确认所听到的意义，通过对方的回馈不断修正自己的理解，持续努力拉近彼此理解的距离。

在晤谈室，家庭治疗师常有机会目击的另一种沟通悲剧，是选择性聆听。家人往往对说者表达的部分内容反应特别激烈，很快陷入争执，也许我们都特别容易听到我们最不想听的事情。治疗师能提供的帮助，是把讨论的话题从争执点转回原本关切的重点，在讨论迅速演变成一场森林大火之前，带家人走回能达到彼此原本目标的森林浴步道。

无论是说与听之间的意义曲解，还是选择性聆听，家人都需要治疗师暂时担任"翻译"，让听者听懂说者真正想表达的意义。有时治疗师还会担任"教练"，教说者学会用听者能接受的方式来表达，让家人能有效地沟通。

语法：语言的风格

语法指的是说话的风格，包含措词的偏好、造句的结构、发音的语调、说话的速度等综合表现。有人说话喜欢夸张，所以听者往往自动加以折扣，降低戏剧性程度。有人惜墨如金，所以三言两语意义已经非同小可。也就是说，将语法纳入考虑后，我们对语义的理解可能就会改变。

> 一个人到朋友家做客，好客的主人对客人说："想吃什么尽管说。"客人就写了一行字："无鸡鸭也可无鱼肉也可豆腐不可少放盐"。主人看完，就进厨房弄了一盘咸豆腐出来。
>
> 客人笑问主人："你怎么给我弄了一盘咸豆腐呀？"
>
> 主人回答："你纸上不是明白写着要咸豆腐吗？你写：'无鸡鸭也可，无鱼肉也可，豆腐不可少，放盐。'那不就是咸豆腐吗？"

客人大笑，说他这一行字的意思是："无鸡、鸭也可；无鱼、肉也可；豆腐不可。少放盐。"（改编自千载雪，2012）

家庭治疗师也常有机会观察到家人间出现"断句"（punctuation）方面的沟通障碍。在一个连续的互动行为序列中，每个人可能会用不同的方式决定先后次序，得到截然不同的意义。例如：太太认为先生总是不愿表达想法、沉默退缩，使得她只好主动找他讲话；先生则认定太太实在太唠叨了，所以他只好躲起来清静一下。两人断句的方式不同，对问题的因果关系就有截然相反的解释，彼此都责怪对方才是问题的根源。

语法的使用也会透露说者与听者之间的关系属性。命令句/祈使句往往暗示说者的权力位阶比听者高（"去房间写功课！"）。客套话显示两人之间的关系还有距离，故以谨慎为宜，因为礼多人不怪，交浅不言深。日文中有敬语的文法（"丁宁语"、"尊敬语"、"谦逊语"……），需依说话者之间的尊卑关系来选择使用不同词汇，于是一开口说话立即反映出关系的位阶。和假设语气比起来，武断的肯定句透露一种封闭性的权威态度："事情就是如此，没什么好说的。"甚至有控制的企图（"他一定是故意的！所以是他要改……"）。

有时候，说出来的语义和语法甚至根本互相矛盾。盛怒的父亲对闯祸的儿子大吼："你再做啊！你再做一次看看！"如果年纪很小的弟弟在一旁，可能误会父亲真的要哥哥再试一次。太太对先生撒娇："你都不爱我！"摸不着头绪的先生可能急着解释："我哪有不爱你！你又有什么毛病！"接下来肯定是一场灾难。有经验的先生会转头看着太太，温柔地说太太真正想听到的话。琼瑶小说里，男女主角非常频繁地使用这种"反话"语法。女主角对男主角吼："你走！你走！你走了就不要再回来！"当男主角真的转身走开时，女主角立刻后悔，"痛楚、心酸、迷茫的感觉全涌了上来"。（《烟雨蒙蒙》，139页，参考赵文滔，2012）

将语言风格纳入考虑，家庭治疗师在听家人陈述时，会听到更多弦外之音，尤其是和语义不一致之处。这些不一致往往透露出关系中的张力所在，值得治疗师深入探讨。例如：为何太太谈到丈夫的外遇时，反应很平静，女儿谈到父亲的外遇却很激动？

为何丈夫面对太太的要求，总是沉默？治疗往往从这些不一致中得以开展，进入始料未及却深具意义之处。

语用：语言的脉络与功效

语用是指说话的背景脉络及其所（意图）达成的社会人际功能。说话者多半会根据说话对象及谈话背景，自然而然调整自己的用词及风格，使得对方可以顺利理解与响应。我们对婴儿说话，不知不觉就上扬眉毛、拉高音调、拖长尾音、使用迭字："你是香香宝……宝！"我们对老师讲话，不知不觉就想呈现端庄娴淑的一面，希望塑造知书达礼的好学生形象。尽管日常生活中的沟通者很少清楚意识到语用的问题，但说话的脉络总是深深影响人际沟通的效果。

一对年轻夫妻多年来陷入激烈争执。无论先生说什么，太太总是感觉被先生全盘否定；无论太太说什么，先生总觉得太太在攻击他。奇妙的是，夫妻两人对治疗师说话时都温文儒雅，沟通无碍，所以他们的问题肯定不是听力或语义理解能力的缺陷，那么究竟为何两人总是曲解对方的话呢？

不幸的是，这样讲不到三句就吵起来的"相扑夫妻"在婚姻咨询室还蛮常见的。如果婚姻咨询师很努力想帮两人翻译（"其实他是担心你，不是责备……"），或是建议具体做法以化解争执（"要不要一、三、五先生负责叫孩子起床，二、四、六太太负责，周日两人练习合作……"），很快就会发现自己筋疲力竭、满头大汗却不得其法。咨询师究竟该怎么协助这样的夫妻呢？

从内容到历程

"相扑夫妻"已经习惯性陷入"对战"状态了，所以无论说什么、做什么，都会被对方解读为攻击和否定，从而引发对方的防卫或反击，结果自然吵个没完。除非他们能先

"停战",否则说什么都没用。婚姻咨询师这时需要帮助"相扑夫妻"看见、承认他们自己总是立刻自动跳入对战模式,让他们学会及时停战,然后学习以非对战模式来彼此对话与聆听。换句话说,咨询师要和夫妻讨论的不是他们吵架的事件内容,而是他们讲话如何打结,以及如何才能好好讲话,也就是所谓的元沟通(meta-communication)。元沟通所处理的,是说话的过程,包含脉络与人际效果,以及沟通者之间的关系状态,也就是语用。对沟通的语用层面保持敏感的家庭治疗师,在协助家人跳出沟通僵局时,常会把会谈焦点从内容(content)转到历程(process),也就是从事件与解决方法转到关系的重新检视与调整。如果家庭治疗师能够做到这个转换,就不会太担心家人总是卡死在争执的僵局里。

婚姻咨询师可以带着"相扑夫妻"一起探讨,当先生有天晚上突然跑去对太太说:"你还想继续这个婚姻吗?"其实是因为小孩吵闹了一整晚,他忍无可忍后情绪爆发,并不是要向太太下最后通牒(虽然字面上听起来实在很像),而是一种求救讯号("再这样下去,我快要撑不住了")。这个脉络使得先生的话可以从一个新的、比较容易被太太接受的角度去理解。如果太太开始反击(因为她还在对战模式),说她更不喜欢先生常对小孩发脾气,咨询师可以立刻伸出手叫停太太,问她知不知道她现在正在让先生觉得被攻击,问她是想继续吵下去,愈吵愈凶,还是想停战。

双重束缚:沟通理论的临床应用

为了研究家人间的沟通模式,贝特森的研究人员到美国郊区的一所疗养院,观察一位母亲来疗养院探视他 27 岁、罹患精神分裂症的儿子。妈妈提着野餐竹篮和儿子坐下,儿子伸出手臂想抱妈妈,妈妈身体姿势变得有些僵硬,儿子立刻把手缩回来。这时妈妈对儿子说:"难道你不爱我了吗?"不知该如何是好的儿子满脸通红,妈妈说:"亲爱的,你不要那么容易害羞,不要害怕你的感觉!"这时儿子看起来明显地生气了。探访结束妈妈离开后,这个儿子攻击了一位疗养院的工作人员,当天晚上被关在禁闭室(Bateson, Jackson, Haley & Weakland, 1956;引自 Nichols & Schwartz, 1998, p.20)。

贝特森把这样的一段互动称为"双重束缚"（double bind）：在一段重要关系中（例如家人），一个人接收到两个相关但在不同层次上互相抵触的讯息。这些讯息之间的不一致不易觉察，也难以评论，但在关系脉络中的接收者不能回避，必须加以响应。换句话说，处在双重束缚的情境下，一个人会被两条线绑住，陷入进退两难的局面：字面意义与非语言讯息相互矛盾，同时无法逃离所处关系。例如贝特森观察的那对母子，妈妈身体僵硬透露出对儿子的拥抱感到不自在，但她却说："难道你不爱我了吗？"要求儿子对她亲密，这个冲突的讯息使得敏感的儿子无所适从。随后妈妈发出禁令："不要害怕你的感觉！"再度否定了儿子当下体验到的感受，终于让儿子忍无可忍。这个妈妈在探访结束时很可能完全不能理解儿子为何生气，她可能归因为"因为他精神分裂，莫名其妙爱发脾气"，没有意识到自己在片刻间就丢出了许多捆绳索，紧紧绑住了她的儿子。从无辜被攻击的工作人员和激动到需要关禁闭的儿子身上，我们看到双重束缚对一个人的影响程度有多深。

如果我们的结论是"妈妈说话反反复复，儿子迟早会被逼疯"，那我们就忽略了贝特森定义双重束缚的第二个条件：无法逃离的关系脉络。在成人世界，我们每天都讲一大堆自相矛盾、虚情假意的话（和半熟的朋友说"谢谢，再联络"）。如果说话矛盾让人发疯，那么无一人可以幸免。如果你的老板行事、说话总是自相矛盾，到一定程度你就会辞职走人，不会变成精神分裂症患者。贝特森主张：只有在一个无法逃离的关系中，例如分化不良的亲子，总是必须硬着头皮加以响应，才会让人发疯。而且因为这种讯息矛盾的经验在关系中不断重复发生，沟通过程很快就会启动接收者的恐慌或愤怒，进而防卫，最后以为每句话背后都有隐藏的意义，变得动辄疑神疑鬼。这不是很像我们在病房观察到的精神病人吗[1]？

---

① 五十多年后，后续的研究成果（例如同卵双胞胎研究）让我们对精神分裂症成因有更进一步的理解，双重束缚不再被视为精神分裂症的主要成因。不过 Bateson 的双重束缚研究突破当时观点，首将人际互动与精神病症状加以联结，具有时代性的意义。

习惯性沟通姿态与一致性沟通

家庭治疗大师萨提亚注意到,我们往往习惯采取某一种固定的沟通风格,而这种习惯往往造成人际沟通上的困难:明明很着急,一开口却是怒骂;明明想要接近,说出来的话却把对方推开。

萨提亚发现,如果家庭气氛是开放与尊重的,家庭沟通往往能促进家人间的亲密感,促使家庭中的个人满怀爱与希望、勇于分享。但在缺乏安全感的环境中,个人却因为需要自我保护而使他们的沟通方式变得防卫而疏离,逐渐形成固定的沟通姿态。(communication stance)

萨提亚用五种姿势具体呈现家人间常见的"沟通姿态":讨好、指责、打岔、超理智和一致型沟通。这五种沟通姿态的形成与说话者是把重心放在传递讯息的自我、聆听讯息的他人,还是对话的情境脉络有关。萨提亚发现,说话者往往专注在某个特定的面向,无法同时顾全三者,因而产生表达上的不一致。

讨好:眼光全在他人身上

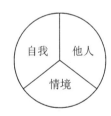

在沟通当中,如果我们过度重视他人的反应,担心被他人拒绝,很可能会忽略自己,以牺牲、让步来取悦他人。尽管处处讨好他人,内心深处却认为自己一无是处,毫无价值。

指责:只关注自己

如果关注焦点只在自己身上,看不见、听不到别人的立场,容易在沟通中出现指责、批判的态度。指责型的人说话武断,充满愤怒,总是吹毛求疵,并要求别人服从,但内在其实也缺乏自我价值感。

打岔:重视他人与情境

打岔型的沟通姿态和低自我价值感有关。这样的人时常插嘴、讲笑话、闯祸、分心,以此来避免人际冲突。打岔型的人看似忙于响应他人,实则总是反应不到重点,逐渐会觉得自己没有重心、失去意义。

超理智:重视情境

超理智的沟通者喜欢就事论事,关心事件是否合理,不太关心自己和他人的感受。这样的人擅长说理与分析,而且往往以自己能保持冷静镇定为傲。不过我们认为,所谓"超理智"其实并不是一种理智化的结果,而是一种极端的情绪因应风格:因为和情绪隔离绝非理智、深思熟虑的决定,比较像是创伤经历后的防卫机制,例如面对情绪过度泛滥的家人的一种保护自己的办法。这样讲是希望读者不要对理智本身反感,形成反智的态度。遇到事情能保持镇定当然是美德,不是缺陷,问题出在与自己、与他人的情绪隔绝,这样等于切断语法、语用方面的大量讯息,只专注语义,沟通自然很难成功。真正的勇敢,应该不是感受不到恐惧,而是能克服恐惧,做出正确的决定。

一致型沟通

对萨提亚来说,成长的目标在于学习一致性的表达,和他人达到一致性的沟通。治疗师通过发掘出每种不一致沟通形态背后的重要讯息,协助家人找到表达的方式,就有机会从中找到内在资源,将其转化成对家人的爱与行动。一个讨好者可能拥有丰富的关怀他人的意愿;指责者若能善用自己的领导力,可以发挥正向的影响;打岔者可能很有创意和活力,而超理智者可能是个博学冷静的决策者。台湾最资深的家庭治疗师吴就君,在四十多年的工作经历中体会到一致性的发展有三个层次:最初是对自己一致,了解自己的各种反应,接纳自己;第二层是与他人、情境的一致,可以协调自己与他人、外界环境的关系;第三层是与人类、天地万物的一致,达到天人合一的忘我境界。(吴就君,2012)

案例:淡定妈与激动女儿

在家庭治疗室里,坐着头发斑白的爸爸、健谈的妈妈和被诊断为患有非典型饮食问题及情感性疾患的住院女儿。会谈过程中,父母聚焦于讨论女儿的症状,不过女儿总是只回应妈妈的话,把爸爸晾在一旁,爸爸只好对着治疗师说话。

随着会谈的进展,家人开始透露爸爸过去的外遇事件,女儿显得愈来愈激动,措辞愈来愈强烈,而爸爸则愈来愈沉默,只剩下妈妈对女儿讲道理。

治疗师问女儿:"爸爸外遇,妈妈才应该是当事人,可是为什么你的反应反而是全家最大的呢?"

女儿说:"因为他(指父亲)是非常虚伪的人,他不承认。"对女儿来说,父亲的外遇"是出轨,是背叛"。

治疗师问:"背叛谁?"女儿说,父亲背叛了"全家人"。治疗师提醒女儿,母亲的心情只有她自己最了解。治疗师问女儿真正想表达的是什么,女儿哽咽地响应:"我觉得他背叛了全家人,背叛了我!"

在进一步探索之下,女儿透露自己不只气父亲外遇,也气总是想办法"抚平问题"的母亲。面对过度"淡定"的母亲,女儿对父亲的不满愈来愈强烈,措辞也愈来愈尖锐。女儿的激烈反应让治疗师有机会深入探讨父母女的三角关系。

第四节 依附关系

孩子长大不只需要营养

从十八世纪开始，孤儿院和弃婴收容所的照护者注意到，尽管提供了充足的营养、照顾和清洁的环境，仍有高达二分之一到三分之二的婴儿活不过一岁，而能存活下来的孩子大部分是有母亲陪伴的（Blum，2004）。在社福机构的个案研讨会上让社工们最头大、动辄和老师对抗、最不服管教的那群案童，如果深入探讨他们的背景，往往会发现许多颠沛流离的弃养、寄养、多次换寄养、收养，或是被父母推来推去、隔代教养等反复转换照顾者的故事。这些孩子让我们立刻联想到依附理论（attachment theory）。

1958 年，英国精神分析师约翰·鲍比（John Bowlby）观察到，第二次世界大战后，许多孩子因为战争被迫与父母分离，人格上受到了影响。稍后美国心理学家哈利·哈洛（Harry Harlow）的恒河猴系列研究，让科学界和社会大众开始注意这种影响的深远程度。哈利发现，从小跟母亲隔离的小猴子，长大后行为很不正常：它不如同龄小猴子活泼、好奇，即使其他小猴子主动来找它玩，它也没反应；如果把它和其他野生的小猴子一起放进一个充满玩具的空间，野生小猴子立刻就玩疯了，它却独自低头面对角落，不停地前后摇晃自己的身体；它无法和其他猴子正常交配，即使用人工受精使它怀孕，它也无法成为好母亲，它会把自己亲生的孩子虐待致死（Blum，2004）。

类似的情况也出现在幼童身上。美国心理学家哈洛德·史基尔（Harold Skeels）发现，幼童待在弃婴之家的时间愈久，他们的智力愈差，甚至逐年退化，而正常儿童的智能随年龄逐年增长。如果这些孤儿院的孩子有机会被收养和温柔地对待，19

个月后他们的智力就会从弱智以下提高到接近正常（Skeels & Dye，1939）。除了智力发展明显不良，孤儿院童也比其他儿童更容易出现各种行为问题，包括过动与攻击（Goldfarb，1947）。

有学者怀疑小猴子和小朋友需要母亲，是因为母亲通常是食物/奶水的提供者，而食物是幼儿生存的必需品，所以幼儿和母亲的联结其实是建立在喂食上的，也就是中文说的"有奶便是娘"。然而哈洛经典的"绒布母猴"研究结果有力地反驳了这个假设：实验显示，不到一个月大的小猴子，每天花十八个小时依偎在绒布做的代理母亲身上，只有喝奶的一个小时，才会去找"铁丝妈妈"（因为奶水放在"铁丝妈妈"身上）。当受到惊吓时，这些小猴子更是毫不犹豫地飞跳回"绒布妈妈"身上。

另一个美国心理学家玛丽·史斯渥斯（Mary Ainsworth）也在儿童身上观察到类似的情况：当孩子哭泣时，妈妈把他抱起来，孩子很快就不哭了；如果是其他人来抱，孩子则继续哭，即使拿奶水来也没有用。当哈洛的小猴子和安斯渥斯的一岁幼儿进入一个充满玩具的新环境，他们一开始总是紧抓着"妈妈"不放，不肯下来玩，过一会儿，他们会被玩具吸引，离开妈妈去看一看玩具，然后立刻爬回妈妈身边（小猴子会自己去抱紧"绒布妈妈"，小婴儿的妈妈则会伸手抱一抱爬向她的婴儿），然后再度勇敢地出发，继续去探索这个陌生的世界。

如果妈妈离开房间，留下婴儿和一位友善的女性研究员，婴儿多半立刻会显得不安。他们会停止游戏，四处张望，或是哭着爬到门口找妈妈。没有一个婴儿会寻求研究员的安慰，即使研究员主动安慰婴儿，婴儿还是继续哭泣。

他们要的是妈妈。对婴儿来说，妈妈和其他人就是不一样。依附理论告诉我们，通过温柔的拥抱、抚慰和互动，婴儿和妈妈之间形成一种强烈的情感联结，这种联结提供给婴儿安全感，让他愿意去探索世界。一旦失去这种安全感，婴儿就不再对世界产生好奇，仿佛失去了成长的动力。若妈妈能及时响应婴儿的一举一动，婴儿会通过妈妈的反应，逐渐形塑出对自己的自信和对他人反应的善意期待，而这个内化的自我意象和人际预期会不自觉地深深影响他接下来与他人相处的模式。

不同的依附关系形态

安斯渥斯发现,当一分钟后妈妈回到房间时,每个婴儿的反应都不太一样。有些婴儿会迎向妈妈,然后在妈妈的怀抱里很快平静下来,然后他们会回去继续玩玩具;有些婴儿气急败坏地爬向妈妈,在妈妈怀里又踢又打,接下来无论妈妈如何鼓励,他们都紧抓妈妈的裤管不放,再也不愿意去玩;还有一些婴儿,当妈妈离开时并没有激烈的反应,当妈妈回来也不会表现出愉悦,甚至会走得远远的,避开妈妈。

安斯渥斯(1978)把第一种婴儿称为"安全依附",他们好像对妈妈很有信心,而且已经内化了这份信任,即使妈妈短暂离开也不至于惊慌失措;第二种婴儿被称为"矛盾依附"型(焦虑/抗拒依附),他们激烈地寻求妈妈安慰,却又透露出很大的不确定感,好像担心妈妈随时会消失,于是总在焦虑与抗拒之间徘徊;第三种婴儿被称为"逃避依附",仿佛已经放弃了依赖妈妈的安慰,看起来迷失又充满愤怒。

依附关系值得我们重视的原因之一是,它是一个非常稳定的特质。这些在一岁婴儿身上观察到的不同依附形态,有八成以上将维持到学龄期,到成年后仍有七成以上维持不变(Crowell & Walters,2005)。也就是说,安全依附的婴儿成年后很可能成为安全依附的伴侣,而不安全依附的婴儿,长大后在伴侣关系中也容易感到不安全。若经历关系上的重大压力事件,例如父母离异、父母死亡、父母或孩子本身遭遇重大疾病,有三分之二的安全依附者会转变成不安全依附者。

它值得重视的另一个原因是,依附关系对儿童发展的影响非常广,安全依附型儿童在好奇心、创意、学习意愿、问题解决、人际能力与敏感度、领导能力、同侪关系上,都表现得比较优异,而不安全依附型儿童在社交上容易退缩,缺乏学习动机,缺乏目标,容易出现敌意和攻击行为。意外怀孕或堕胎不成功等非期望出生的孩子,即使出生时一切健康,往后也比一般孩子更常生病,更常接受各种医疗及心理治疗(参考的整理Shaffer & Kipp,2010)。

成年后,一个人的依附形态会影响伴侣关系。台湾有研究已证实,人际依附风格会影响亲密能力与关系(王郁茗、王庆福,2007;林莉琪,2012)。依附安全感较高的人,对自己与他人的看法较为正向,使得他们可以自在地与伴侣相互依赖,不会时常担心被遗弃,也不会焦虑对方过于靠近,因此比较容易与伴侣维持良好而稳定的关系。而矛盾依附的人因为没自信,觉得自己没价值,需要通过亲密关系得到肯定与安慰,但又对爱情没有安全感,患得患失,不断要求对方给承诺,使伴侣充满压力。他们对分离很容易感到焦虑,感受到伴侣离开会十分愤怒与痛苦,但当对方回来时,却又表现出排斥与抗拒的行为,使得关系往往充满冲突与激烈的情绪。逃避依附型的人对自我和他人皆持负面态度,觉得自己没有价值、不值得被爱,也觉得别人不可信赖,一定会拒绝自己,所以往往因为害怕受到伤害而逃避与人亲近。他们甚少表露情感,与伴侣分开时没有什么反应,重逢时也很冷淡,让伴侣很难亲近,自然逐渐疏远。(Hazan & Shaver, 1987)

孩子和父母的依附关系,随着长期的相处,会逐渐内化至孩子的内在世界,形成他对这个世界的一套固定的看法与惯性的反应模式。他会认定同学都是喜欢/不喜欢他的,大人都是关心/不关心他的,师长都是公平/不公平的,他人是可以/不可以信任的,父母/老师是愿意照顾他的需要的,或是只有当他采取激烈的表达方式才会有反应……其中负面的内心定见(internal working model)一旦成形,会使得其他人与他的互动变得很困难,衍生出各种问题与冲突。这些惯性反应也会让他在调节自己的情绪上特别困难,容易呈现情绪激烈与冲动控制的问题。我们在学校、社福机构碰到的令所有人头痛、无力的案主,往往就是在依附经验史上重复受创、极度缺乏安全感的孩子。

热忱的老师和社工一开始多半愿意花很多心力带这些孩子,却往往发现孩子似乎感受不到老师对他好,甚至会为了一件小事和老师翻脸,让老师和社工心灰意冷,觉得自己的付出和回报完全不成比例。这些孩子内心没有安全感,不相信自己是"可爱"的,认定别人称赞他是因为他的好表现。当他心里认定大人不可靠、不能相信时,他会不断表现出偏差行为,直到老师受不了而指责他,他就再度确认了他自己心里的负面定见,再度强化了他的不安全感和疏离的人际风格,使别人更难接近他。

依附关系对儿童发展的惊人影响

面对不安全依附的孩子,爱的力量能有多大? 史基尔从原本会被送到弱智教养机构的幼儿中,挑出 13 个(10 女 3 男)平均不满两岁的幼儿,安排他们住进另一个机构,每个幼儿都由至少一位本身也是弱智的大姐姐或阿姨"收养"。Skeels 再另外挑出 12 个背景条件接近的、留在原机构的婴儿做对照组,比较他们的发展。19 个月后,实验组儿童的智力从原本弱智以下大幅提高到接近正常,而且明显超过对照组。对照组儿童原本智商分数比实验组稍高,19 个月后不但没增加,智商还明显退步(Skeels & Dye,1939)。

两年半后,史基尔追踪成果,情况仍继续维持:实验组儿童智商仍明显高过对照组,显示其效果并非昙花一现(Skeels,1942)。20 年后,史基尔(1966)再次追踪成果,除了一名对照组成员已过世,其余的成员展现出更显著的差异:实验组成员智商比 20 年前平均增加 28.5 分,而对照组则减少 26.2 分;13 个实验组成员生活上全部自给自足,但剩下的 11 名对照组成员中有 8 名仍需要机构照顾;实验组的教育程度平均是高中毕业,对照组平均是小学三年级;实验组全部有工作,或是已婚,配偶有工作,对照组没有一人有工作;实验组有 9 人已婚,其中 5 人有小孩;对照组有 2 人已婚、有小孩。真的是天壤之别。

是什么让这群原本不被看好的弱智儿童能有如此大的不同? 史基尔的实验告诉我们:要有一个人可以提供一小段正面的关系经验,这个人甚至不需要优异的智力,也不需要一辈子提供关爱,但需要一阵子的温暖和关心。对于缺爱的孩子来说,只要提供依附的对象和机会,就能看到截然不同的未来。这个研究让治疗师看到了希望。

依附形态的来源

安斯渥斯观察家长和婴儿的互动,很快就发现了依附形态的来源。"安全依附"儿童的母亲,对孩子有及时、敏锐的反应,会很快抱起哭泣的孩子加以抚慰,面对孩子的表情也多是愉悦的;"矛盾依附"儿童的母亲比较无法预料,有时她们很热情,会很快拥抱孩子,有时却对孩子的哭泣无动于衷;而"逃避依附"儿童的母亲态度基本上是冷漠拒绝的,即使抱起孩子也面露不悦,动作粗鲁,很明显地并不享受与孩子的肢体接触。当我们在学校遇到一个很不受教、对师长的关心付出无动于衷的学生,可以想象其背后很可能有一对不敏感的父母。但为何这些父母对孩子的需要与反应不敏感呢?

研究发现,母亲和婴儿的依附风格有六到七成是一致的(参考 Shaffer & Kipp 的整理,2010),而且依据主要照顾者的依附风格可以预测幼儿的依附风格(Simpson & Rholes,1998),也就是说,安全依附的妈妈容易养出安全依附型的小孩,反之亦然。如果有一个母亲在抱自己的孩子时会露出嫌恶的表情,我们可以合理地猜想,这位母亲自己儿时很可能也受到同样对待,没有机会充分体验爱。如果照顾者长期陷于自己的困扰之中,例如罹患抑郁,面临失业、司法或其他压力,孩子很容易出现不安全依附形态,因为这些父母没有心力关注孩子的一举一动和需要,很难和孩子建立紧密的情感联结。父母的婚姻状态更是影响孩子的依附安全感甚巨,关系不和谐的夫妻,很难在亲职上协调合作,甚至还会互扯后腿,孩子长期目睹父母或明或暗的冲突,甚至夹在中间面临选边站的痛苦抉择,自然很难培养出安全和信任的依附关系。

依附是一种双向的情感联结,当婴儿发出牙牙声、兴高采烈地和妈妈互动时,妈妈也多半会感到开心与满足。如果父母并不享受与孩子的互动,当它是一份责任,迟早会因疲累而逐渐缺席。因此,评估孩子的依附时,从照顾者对孩子的情感也可以看到几分端倪。要协助孩子培养安全感,我们需要协助父母欣赏孩子的优缺点,找到亲子间的乐趣,享受与孩子相处的时光,还要能敏感于孩子的需要,及时加以响应,这样才能培养出安全依附的联结。师生关系亦然,如果老师总是被学生的问题行为惹恼,学生也很难信任、尊敬这位老师;如果老师能疼惜学生过去的坎坷经验,注意学生的优点,在心里接纳学生,学生也会比较愿意听老师的话。

有些父母误会"及时响应孩子需要"的精神,当孩子赖皮不肯上学、每天吃薯条当早餐时,也依孩子要求,结果训练出很难适应学校生活的小霸王、小公主。敏感于孩子的需要并不是完全顺着孩子的意思,因为父母有保护孩子的责任,其中包含做出对孩子好、有智慧的决定，如果是被孩子哭闹弄烦而让步，多半不会是有智慧的决定。孩子会提出各种要求，父母要能明察秋毫，评估什么对孩子好，然后耐心引导；如果对孩子有害，也要加以说明，让孩子理解，然后坚持原则。孩子可能对他不能吃薯条当早餐感到不高兴，可是他不会因此觉得你不爱他，也不至于学会用情绪操控达到他的要求。反过来，如果你让他天天吃薯条，他也不会因此认为你爱他。很奇妙，被溺爱纵容的孩子很少因此而开心，他们往往是情绪最不稳定的一群人，报纸的社会版每隔一阵子就有新闻，报道"靠爸族"酗酒、闹事、抢父母钱，但父母其中一人仍说他们是乖孩子。当他们因为社会适应不良而一事无成时，他们会责怪父母，不会觉得自己被爱。父母因为怕烦而让步顺着孩子，不是爱。

培养依附安全感还需要投入时间，偶尔出现的高质量陪伴（quality time）是不够的。在生活中大大小小的同甘共苦里陪伴，才能积累出信任感，一旦孩子面对困境，才会想到来寻求你的协助。

即使有意愿，照顾者有时也会发现，要持续提供安全依附的照顾并不容易。有时是自己的局限，因为上一代就是这样对待自己的，没有示范过其他版本，现在自己要做安全依附的父母就很不习惯；有时候是管教上的挑战，孩子不断出状况，父母疲于应付，很难觉得孩子可爱；有时是生活中的压力，例如婚姻冲突、工作压力等，搞得父母心力交瘁，再也无法挤出心力来关注孩子。无论是哪一种阻碍，都需要治疗师的协助，使父母愿意调整自己，重整亲子关系。不出手帮父母解决他们自身的苦恼，就不可能帮得了孩子改变依附关系的质量。如果治疗师只是一味要求父母、老师多关心孩子，迟早会遇到他们反弹："难道我对他做得还不够吗！"

如果我们遇见不容易接受管教、令人头痛的孩子，可以评估他的依附关系，确认他是否属于不安全依附的孩子。对小学中年级以前的学童，评估工作一般不会太难，儿童多半愿意承认他想念妈妈。如果他已经进入青春期，他很可能会说不知道、忘记了或他根本不在乎，但如果探询他小时候的依附历史，多半会发现许多重要线索。如果已经确认他属于不安全依附的，那么治疗的目标是评估他身边现有的大人中，谁可以和他重新建立一份安全的依附，然后我们会和这个大人合作，一起协助孩子。这个大人可以是因工作太忙而忽略孩子的单亲爸爸、家族里的姑姑、学校的导师、教会的阿姨,或是分居多年的生母,只要这个大人真心关心这个孩子,愿意付出心力和时间爱他,那就有希望。

从依附安全的角度来看,当孩子经历情绪上的波动不安时,无论是焦虑恐惧还是挫折生气,都是他们最需要父母/师长的时刻,无论在大人看来原因多么微不足道:怕黑、怕做噩梦、难过好朋友不理他,或是因不能买薯条当早餐而大发脾气。这时正是父母和老师的大好机会,安抚他们的情绪,让他们从这种被抚慰的经验中学会温柔地调节自己的情绪,逐渐培养出稳定、有安全感的个性。虽然坚持不买薯条,但父母可以蹲下来,温柔地看着哭成泪人儿的孩子,将他们抱在怀里,或是握住他们的手,拍拍他们的肩,让他们感受到爱,让他们从激动的情绪中逐渐稳定下来。是的,温柔地看着、抱着一个耍赖的小孩需要一些耐性,不过那就是大人可以给孩子最珍贵的礼物。

治疗依附创伤的孩子

问题是,依附受到伤害、不安全的孩子,往往不容易让人接近他的内心。他可能表现乖巧来赢得掌声,但内心却依然不安,表现出对依附的矛盾情结;他也可能变成磨娘精,让所有想帮助他的人迟早放弃他,再度强化他的不安全感和抗拒型依附风格。不安全依附的孩子往往是治疗师最大的挑战,因为对一般孩子有用的管教原则,对这些孩子不但失效,而且会让照顾者和治疗师心灰意冷,甚至对自己所坚持的原则失去信心。

在 Daniel Hughes 所著的《依附关系的修复》一书中,5 岁的凯蒂的亲生父母管教失当,被州政府接管监护权,然后凯蒂在短短 21 个月里换了四次寄养家庭,做了许多让人匪夷所思的事,包括当着寄养母亲的面狠踢 3 岁弟弟的头,故意把自己的粪便放进汉堡肉里,连续让三对寄养父母头痛不已,被迫放弃。在书中,治疗师和第四任寄养妈妈贾姬展现过人的坚定和不退缩的接纳,帮助凯蒂一步步接触、消化自己内在混乱、负面的情绪,与贾姬逐渐产生情感联结,开始在乎其他人的反应,愿意顺从要求,一点一滴地消除了破坏性行为,重建她的依附安全感。

书里最动人的,是当贾姬千辛万苦软化了凯蒂之后,自己也被深深触动的心路历程。当我们吃尽苦头终于让依附创伤的孩子重新感受到爱时，除了看到孩子恢复开朗笑容和行为明显改变所产生的成就感之外，出乎意料的收获是，照顾者（和治疗师）会体验到源源不绝的爱从自己内心涌出，让我们自己整个人从此再也不同。

依附关系就是爱的印记。依附关系的修复，也就是修复爱的工作，家庭治疗师在其中见证了爱的光辉，也被爱所充满。

案例：抱着母亲的感受生活的孩子

一个再婚三次的母亲，带着她和第二任丈夫所生的 13 岁女儿来见治疗师。

母亲向治疗师抱怨女儿懒散，而她现任丈夫的教养方式很严格，对照之下显得她对女儿的管教太放纵。这个母亲一方面要适应新任丈夫对孩子的要求，一方面又担心女儿会因自己再婚产生"人格上的偏差"。

"所以我觉得她应该要来接受辅导。"母亲下了结论，斜眼问女儿："你说对不对？你看你那么懒，房间乱得跟什么一样……"

女儿听着母亲数落自己，却用柔顺乖巧的眼神看着母亲，脸上带着微笑。

看女儿没什么反应，母亲继续说："我当初如果没有带着你，现在不知道多好过……早知道当初就把你丢给你爸……"

治疗师注意到，母亲愈数落女儿，女儿坐姿就愈端正，表现愈乖巧，只有逐渐泛红的眼眶泄漏了她的内心起伏。治疗师问女儿，会不会害怕母亲真的会不要她？女儿点头，母亲马上解释："她知道我是开玩笑的！"

治疗师继续问女儿："是吗？我看你点头点得挺认真的，是不是妈妈的每一句话，你都听到心里去了呢？"女儿眼泪倏然落下，嘴角却仍然勉强挤出微笑。

治疗师转头告诉母亲："我不知道这个孩子的人格会不会偏差，但我知道她很辛苦，因为她眼里、心里都是妈妈的一举一动，只有你没事，她才能放心。"女儿低下头，眼泪却止不住地滴在裙子上。

治疗师希望帮母亲理解：她眼中女儿柔顺听话的表现，其实反映了孩子内心害怕失去这段关系的不安，而这比女儿行为懒散或人格偏差更值得母亲关注，更需要治疗师协助这对母女，并加以修补。

第五节 关系模式的代间传递

如果我们去参观一栋有历史的老房子，里面一桌一椅甚至桌上的刻痕都有故事。主人兴致勃勃地向我们介绍放在卧房的一张古董化妆台，说它如何从曾祖母传给祖母，祖母再传给母亲。女儿坐在这张古朴的化妆台前，可以感受到一股家族传承的浓厚情感，知道自己之所以成为今天的样貌，有其来龙去脉。

讲到家族里会代代相传的事，大部分人想到的可能是高血压、糖尿病这些家族遗传疾病。人际关系模式也会在家族里代代相传吗？

鲍温发现会。他认为自我分化就是一个会代间传递的特质。若父母亲自己未发展出良好的自我分化，他们会视子女的自主性为威胁而加以压抑、惩罚，让子女很难发展出高自我分化的反应。也就是说，父母亲在原生家庭中与其父母互动的习惯，会影响他们与子女互动的方式，于是这种家庭互动模式便一代代复制下去。台湾的研究也支持这样的看法，贾红莺(1991)发现，依家庭中父母的自我分化程度可以预测其子女的分化程度高低，甚至，依父母亲知觉到的夫妻间亲密感也可以预测子女涉入亲子三角关系的程度。不幸的是，这个分化程度的代间传递会影响子女福祉：无论是父母自我分化，还是子女自我分化程度，皆能有效预测子女的个人及社会适应。

博斯佐门伊-纳吉和斯巴克(Boszormenyi-Nagy & Spark，1973)用"家庭账本"(family ledger)的隐喻，形容这种家庭中代代相传的关系模式。上一代做过的点点滴滴，都会记在家庭账本中，上一代没有还完的人情账，下一代也会继承，成为一种代代传递的关系模式。

看来家庭里确实有些东西会不知不觉代代相传。这一节，我们举情绪反应、暴力倾向、教养方式及婚姻关系三个层面为例，厘清关系模式的代间传递过程，看看这些关系模式是通过什么机制传递下去的，家人和治疗师可以如何促进或削弱这些关系模式的代间传递。

情绪反应模式会代代相传

临床工作者很早就观察到，情绪容易激烈的精神病患，其家人的情绪反应多半也很类似。除了个性上的遗传机制，这些情绪反应会如何通过家人间相互影响而代代相传呢？

一个低自我分化的人倾向于和低自我分化的人结为伴侣，一对低自我分化的父母，在彼此相处及教养孩子时必然较容易受情绪支配，经常焦虑，对子女表现出来的自主性感到威胁，自然容易形成亲子共生的状态，也就是在情感上非常依赖彼此，高度互相影响，导致孩子分化发展上的困难。鲍温认为，低分化的父母因为自己的情绪不稳定，会不知不觉投注情感到某个最脆弱（vulnerable）的孩子身上，把孩子当作自己情感的依靠，使这个孩子在情绪反应上受到的影响大过他的兄弟姐妹，鲍温称此过程为家庭投射历程（family projection process）。这个孩子可能在学校安静、有礼貌，在家里却是暴君，或是会出现各式身心症状，让父母一方面投注更多心力照顾他，一方面却头痛不已。

与失落相关的压力会加大、恶化家庭投射过程。如果一个母亲和自己的父亲很亲近，当父亲过世时，伤心的母亲陷入忧郁，而她敏感的儿子可能会感受到母亲的低潮，同步呈现出对学业、生活无精打采的情绪状态，然而母亲多半会抱怨儿子很被动、缺乏自主能力，表示儿子的问题让她心烦而导致抑郁，儿子也会因母亲的失能状态而继续在情感上关注母亲，无心于自己的发展，形成愈演愈烈的母子情感纠结。

这样低分化的孩子长大后，再和另一个低分化的人结婚，继续将低分化的情绪反应模式传递下去，形成多世代传递（multigenerational transmission），几个世代后，很可能严重损害家庭成员的发展，导致出现各种严重失能与身心症状。当治疗师绘制家庭图时，这些代代相传的情绪模式与身心症状会变得清晰起来。

依附安全感也有代间传递的情况，父母和孩子的依附类型具高度相关：安全型的父母容易教养出安全型的孩子，漠然的父母容易教养出逃避型的孩子，过度投入型的父母则容易教养出矛盾型的孩子。（Main，Kaplan & Cassidy，1985）

暴力：可怕的代间传递

暴力可能是各种情绪模式代间传递中，程度与后果最严重的一种。境内外研究都已证实，原生家庭的暴力经验，无论是遭受父母的直接暴力还是目睹父母之间的暴力，都会严重影响孩子的身心适应，其中许多孩子会出现外显的攻击行为（参考沈庆鸿的整理，2001）。依据暴力的家庭经验还能预测大学生约会暴力的发生，而且体验的家庭暴力程度愈严重，约会暴力概率愈高。（孙颂贤、李宜玫，2009）

观察学习（Bandura，1977）可以解释一部分暴力的代间传递现象。如果每天耳濡目染父母或亲子间的言语、肢体等各种形式的暴力，孩子不知不觉也会用同样的方式粗暴对待同学或手足。不过同一个家庭里，不同的孩子受到的影响、表现出的暴力程度并不一样，现在我们知道亲子关系紧密/认同程度、性别、年龄都会影响这个代间传递过程（参考翁毓秀的整理，2007）。

在暴力代间传递过程中，依附安全感有时会扮演中介的角色。曾经历家庭暴力的人，容易在伴侣关系中出现焦虑型的依附反应，也就是极度害怕被遗弃，常不知不觉以激烈反应来换取伴侣的安慰，而焦虑型依附的伴侣出现约会暴力的概率也较高（孙颂贤、李宜玫，2009）。这种激烈的情绪反应常会让对方不能理解、无法接受，导致许多冲突。害怕被遗弃的一方，往往学会时时敏感于别人的情绪，使得自己在关系中很容易过度焦虑、缺乏信任，把自己与伴侣都逼得喘不过气，反而重塑"被遗弃"的可能情境。

这提醒治疗师，看似愤怒、暴力的案主，背后可能有来自过去的不安全感。一个被先生控诉"太强势"的太太，总是对先生百般挑剔，在一次婚姻咨询中，她想起与父亲的关系，突然陷入很深的哀伤中：

> 治疗师：你开始感觉到，其实爸爸的某些反应对你来讲影响很深，即使你已
> 经当妈妈那么多年，可是那个伤、那个深刻的感觉，总是让你回到当

年那个小女孩的状况，那个很深刻的，不知道爸爸到底是怎么了，你
要怎么做才会让他满意的状态。

太太双手抱住头，开始哽咽、哭泣。

治疗师用手示意先生去安抚太太，先生起身走到太太身旁，太太双手抱着头
痛哭。

太　　太：我真的好怕我爸爸会突然死掉，因为我心里有太多话还没对他说。
（哭泣）

治疗师：所以随着爸爸愈来愈老，你会特别害怕。你刚提到，在你跟先生的
关系中，你渴望被先生看着，就像心里那个小女孩也渴望被爸爸看
见，是吗？

太　　太：对，我就是这样。我就是……（掉泪）每次先生不说话，我就会想到
我爸爸。我总是要花很多力气去做他想要的，可是我都不知道怎样
才做得到……（哭泣）

　　困难在于，许多父母自己儿时曾亲身经历负面的情绪或暴力，面对孩子遭遇类似
经验时，却很难表现出接纳或支持。也许是因为孩子哭闹会引发他们自己儿时无法承
受的痛苦经验，使得他们会不知不觉地用各种防卫机制来保护自己，减轻痛苦。他们
可能会聚焦孩子的问题行为，认定问题出在孩子；他们也可能认为自己当年也是这样
过来的，甚至还被打得更惨，现在这一点打骂有什么大不了。

　　面对这样反应的父母，治疗师要提醒自己，想办法接触到他们愤怒、防卫背后的那
个当年被吓坏的、严重受伤的小孩。如果能得知对方确实曾经历家暴，治疗师可以协
助他们看到他们的子女很可能会经历他们过去曾经历的痛苦，鼓励他们不要再让这种
痛苦代代相传，帮助他们开始学习有效的情绪处理与问题解决策略，并温和地逐步回
顾整理、重新诠释过去的暴力经验，再加上适当的社会资源和支持系统的协助，就可能
转化父母的态度（沈庆鸿，1997），让原本可能代代相传的暴力悲剧，在我们的见证下就
此打住。

教养方式的代间传递

父母教养子女的风格，是另一个会不知不觉代代相传的事情。

心理学家将教养风格分成独断专权（authoritarian）、溺爱（permissive）、放任（uninvolved）与民主威信（authoritative）四种类型（Baumrind，1971）。独断专权型的父母比较严厉权威，要求绝对服从，规定多缺乏解释，会动用体罚。溺爱型的父母包容性较高，但管理松散、规定少，允许孩子自由表现情感与冲动，很少管束孩子的行为举止。放任型的父母常表现毫不在乎、冷漠疏离的态度，有时则是无暇管教，放牛吃草。民主威信型的父母会管束但有弹性，要求合理，会解释规矩，标准清楚一致，会让孩子参与决策，展现理性与民主精神。

父母教养子女所产生的影响不但会持续多年，也会遍及生活大大小小的层面，经年累月下来，不同的教养风格自然会教出很不一样的孩子。独断专权型父母的孩子表现服从，但心里往往对人不信任，他们容易情绪化，常闷闷不乐，因为没有自主的空间，习惯等待指令，生活常漫无目标。溺爱型父母的孩子依赖性强，缺乏自制力与自主性，往往容易冲动、跋扈、自我中心，人际关系也容易出问题。放任型父母的孩子习惯无拘无束、我行我素，一旦进入学校/社会体制，往往脾气坏、攻击性强，很难适应学校规矩，容易反抗权威，甚至出现反社会/犯罪行为。民主威信型父母的孩子比较快乐而自我肯定，他们重视责任、认真投入，能与人合作，他们的认知能力及社交技巧往往也较佳。

教养对孩子的发展影响深远，教养风格代代相传，孩子的发展，无论是正向还是负向，也都不断延续。现在我们知道，祖父母和父母辈的教养风格常有高度一致性，特别是早年在父母专制、惩罚式管教下长大的孩子，这种专制、惩罚的风格在其成年后养育子女的过程中会再度重演（欧阳仪、吴丽娟，1998；龚美娟，1994）。在传统的年代，华人父母的教养风格多半偏权威式，于是通过仿效及强化学习，我们很容易不知不觉地认同、复制父母的教养方式，继续以权威的方法教养下一代（吴齐殷、高美英，1997）。

社会学习论中的观察学习确认了"耳濡目染"的强大影响力。看完暴力影片的儿童立刻不知不觉在真实情境中模仿,表现出暴力的行为(Bandura,1965)。在亲子教养互动经年累月的影响下,可以想象教养风格的影响与传递必是十分深远的。除了不知不觉的耳濡目染外,父母可能认为过去自己的父母也如此对待自己,所以这样的教养风格似乎理所当然、并无不妥,从而延续了这种教养风格的传递,并将其合理化。

这种教养风格的代间循环可以被打破吗?如何打破?第一步是要能知觉到自己的教养风格和父母的一致性。一位想要避免在教养上总是以高压、强迫的方式来面对孩子的母亲,回顾自己被教养的经验,发现两者间有很大的关联。

> 母　亲:真的不知道从什么时候开始,觉得我先生跟我爸爸很像,让我压力很大。当我跟他单独相处时,我就想,糟糕,他又要跟我讲人生大道理了,然后逼我画重点。……其实对他也蛮不公平的,因为我可能把他导入了我成长背景那样的状态,然后就觉得我也要像我妈妈服侍我爸爸那样,好好服侍他。可是我又觉得做不到像妈妈那样,她就是永远在背后,绝不顶嘴,但我觉得被压迫,不喜欢人家压迫我,觉得快要不能呼吸、快受不了的时候,就忍不住要去管小孩、骂小孩,要他们一定要好好、乖乖的,一定要听话。
>
> 治疗师:好像又回到过去和父母相处的感受?
>
> 母　亲:对,初中时因为这样,有很长的叛逆期,然后到高中,那时一直想自杀。我一直被比较,我妹很优秀,都是资优班,我爸说我都不知道在干吗。我喜欢画画,我喜欢一些有的没有的东西,但他说你为什么不能像妹妹一样优秀?为什么不能像妹妹一样好好念书?我觉得我一直没办法达到他的要求,我是一个很烂的人……(哭泣)所以我就要花很多时间,一直去确认他们(丈夫和孩子)爱我。这让我更想控制他们,也更容易生气。

权威与暴力的教养,已经被大量研究确认为青少年犯罪行为的高风险因素。父母愈倾向暴力打骂式教养,青少年愈容易出现偏差行为(吴柳蓓,2007)。暴力犯罪少年双亲的管教态度不是偏向过于放任，就是过于严格（邓煌发，2000）。暴力犯罪少年的父亲常"体罚"与"辱骂"（郑瑞隆，2000），而母亲常出现肢体或情绪上的虐待或疏忽（杨正辉，2006）。暴力教养的严重程度，则和青少年的行为问题严重程度呈正相关："惩罚性管教"（叫孩子做事以弥补过错、取消权利或禁足、要孩子面壁思过）容易使初中生产生学业适应问题；"肢体虐待"（捏，打耳光，用手或棍子、皮带打头、手心、手臂或大腿，拳打脚踢，击倒或推倒，打到受伤）会使初中生产生内向性问题行为；"严重肢体虐待"（掐脖子、故意烧伤或烫伤、拿刀子或枪威胁）会使初中生产生外向性问题行为。（周淑如，2007）

一个美国男孩 Henry，他有八位兄姐，因家境贫穷，兄姐们陆续被卖掉或被别人认养，只留下 Henry 一人在父母身边。Henry 的父亲成天酗酒，母亲为了生计从事性交易工作，Henry 常被迫在旁观看。母亲脾气不好，曾用木棒狠敲 Henry 的头，导致他头骨破裂，昏迷了三天，而一般的打骂对 Henry 则是家常便饭。

Henry 有一次在游戏时不小心被刀片戳伤左眼，伤势非常严重，母亲起初无动于衷，过了好几天才带他去就医，使 Henry 的左眼永远失明。

在如此粗暴、放任而且对孩子的需要不敏感的教养之下，Henry 的情绪极度不稳，他从小就以虐待小动物为乐。Henry 后来成为美国史上号称杀人最多的"连续杀人魔"，他招供犯下至少 150 件凶杀案，实际数目则始终无从确认，其中包含杀死他自己的母亲。

家庭治疗师要能让父母了解教养对孩子的重要性，协助父母知觉自己的教养风格习惯，并提供支持与具体方法协助父母突破自己情绪控制的困难，这样才能帮助父母一步步转化教养方式，终止负面教养风格与孩子问题行为继续代代相传。

婚姻模式的代间传递

大量的本地研究已证实，子女的婚姻会受到父母婚姻的影响，包括父母对婚姻的态度、价值观、父母的婚姻关系、婚姻质量等。也就是说，婚姻关系一不小心也会代代相传。

　　首先,子女对婚姻的态度与信念会受父母婚姻关系状态影响:(大学生)子女知觉父母婚姻关系愈亲密、愈和谐,其对婚姻的感受、对婚姻长久性的期待和未来结婚意向愈正向积极。(李闰华,1993;许雅惠,2005;钟佩纯,2007;柳杰欣,2007;周玉慧、李燕玲,2004)再来,婚姻价值观也会母传女:成年未婚女性的婚姻价值观("重视夫妻关系维系"、"重视择偶条件与社经地位"、"重视父母奉养"和"重视家族关系维系")不但与其知觉母亲的婚姻价值观相关,也与其母亲本身的婚姻价值观相关。尽管母女依附关系不同时,女儿知觉母亲的婚姻价值观与女儿自己的婚姻价值观相关程度有差异,但不同的母女依附关系下,母女间婚姻价值观的相关完全没有差异。(魏玮柔,2011)也就是说,无论母女在情感上的连结是安全亲密还是冲突疏远,女儿对婚姻的价值观总是和母亲的相当一致。

　　如果父母婚姻关系不佳,女儿对亲密关系往往会有阴影。女儿会担心自己也会遭遇不幸的婚姻,从而产生恐婚的态度,也会不知不觉复制原本亟欲避免的负面亲密关系因应模式,形成代间传递。母亲对婚姻选择的后悔,使得女儿对婚姻抉择产生犹豫质疑。(庄瑞菲,2003)若父母不幸离婚,成年女儿容易出现"不一定要结婚"的想法,容易对婚姻抱持负面评价,同时在婚姻中会有"保护孩子优先"的态度。(蔡佩孺,2005)

　　不只如此,父母婚姻关系的质量还会影响大学女生自身爱情关系的其他层面,包括择偶、对关系的信任感、关系中的权力分配、关系的互动模式,以及对男友的期待。(张令恬,1999)不只女儿,儿子也会受影响:未婚男性知觉自己父母的婚姻关系,与其婚姻态度也有显著相关(林盈聿,2006)。父母离婚的子女,自己离婚的概率比来自完整家庭的子女高;若夫妻双方均来自离婚家庭,离婚概率又比只有其中一方来自离婚家庭的更高(Amato & Deboer, 2001;Wolfinger, 2003)。

　　我们引用上面这些研究的目的,并非要大家因为自己父母的婚姻不幸福而绝望,而是要大家意识到代间传递的厉害,小心检视父母的婚姻关系是不是已经不知不觉扭曲了自己对婚姻的评价与信念,进而立志好好经营自己的婚姻,让不幸在我们的努力下停止。

　　在一次婚姻咨询中,太太控诉先生,每当她需要支持的时候,先生总是不愿听她说话,宁愿躲到阳台去洗衣服。

　　　　太太:我真的不能理解他,我都已经说到哭了,他没有安慰我就罢了,就这样
　　　　　　一个人走到阳台去,半天都不出来,留我一个人在那里自己掉眼泪。

　　这个太太是家里唯一的女儿,从小看着父母亲的婚姻起起伏伏。父母都是很情绪化的人,无论争吵还是快乐,其程度都是别人家的双倍,使得这个太太觉得,这种喜怒哀乐的激烈经验才是真正的婚姻与爱情。

　　　　先生:其实每次她在哭的时候,我真的不知道该怎么办。我试过很多次了,
　　　　　　但是我的能力没有办法帮她把眼泪停下来。

　　这个先生则和太太生长在截然不同的家庭。家里务农,孩子多,他是老大,从小父母去耕田,他就得在弟弟、妹妹们啼哭的时候,一个个塞食物给他们,止住他们的哭闹,然后去帮父母亲干活。

　　当这样背景迥异的两人进入婚姻,太太期待大起大落的安慰,先生却继续使用他过去学到的务实方法。不幸的是,默默帮忙做事是先生安慰别人的办法,却被他的太太解读成"不在乎"。

　　父母的婚姻是我们近身观察的第一个亲密关系。经年累月下来,父母对婚姻的感受、信念与行为,不知不觉成为我们对亲密关系的想象原型,许多时候不假思索就依样沿用下去了。有时我们目睹他们多年的冲突与怨苦,心里立志不要重蹈覆辙,但一不小心就发现自己无论择偶条件、吵架风格,还是对婚姻的期待与信心,都已经受到影响。我们愈仔细检视这些影响,愈有机会重新决定自己的未来。

　　在婚姻咨询中我们时常有机会看到,夫妻间的冲突,在目前的夫妻互动模式与各自过去的经验中交织纠缠。伴侣们往往对于对方原生家庭如何不上道看得一清二楚,而且认定那就是他们婚姻问题的根源,却总是对自己如何受影响视而不见。这样说

来，其实伴侣就是我们最好的镜子，能帮我们看清自己如何受过去经验的捆绑而痛苦万分。婚姻咨询师要协助伴侣学会用温柔、善意的方式提醒对方，千万不要拿对方家人作为嘲弄甚至攻击的素材，因为我们不以为然、指指点点的，正是对方在这世上唯一的血亲。

案例：代代相传的"文化寡妇"

15岁的儿子，因为肥胖症和家人一起来见治疗师。

心力交瘁的妻子，面对儿子日益庞大的身躯，十分忧心地向治疗师诉说儿子整天只顾吃、不愿上学，而且情况愈来愈严重。丈夫在一旁抄笔记，始终低头不语，妻子说得愈激动，丈夫的头就愈低。妹妹歪着头看墙壁，两只脚无聊地乱踢，不时发出碰撞的声响。儿子驼着背坐在父母中间，当母亲抱怨他的状况时，他就用"可是……"反驳。

治疗师指出，太太和先生好像在两个不同的世界：一个努力说，一个拼命写。太太对先生表现出不以为然，觉得他没办法处理。治疗师问儿子，儿子说妈妈觉得爸爸不会管。治疗师再问："是不会管，还是管不了？"儿子想了想，说："以前是不会管，现在管不了。"

仔细探究才得知，原来丈夫的父母在他小学时离婚，从小他和母亲在一个十多坪的房子里相依为命，睡同一张床。他一路看着母亲辛苦工作养大自己，决心要替离去的父亲照顾母亲一辈子。后来丈夫工作、成家，在台北买了房子，却没办法说服母亲北上同住。新婚才几个月，母亲就病了，丈夫留下怀孕的太太，选择回老家照顾母亲，直到前几年，母亲过世了，他才回台北，却发现两个孩子都已经长大，也不知如何接近生气的太太。

讲到这里，太太放声大哭，指着先生大骂："你这个睡在母亲床上的男人，没有用！"平常少有动作的儿子赶紧找面纸给妈妈，妹妹却转身出去给男朋友打电话。而先生仍然沉默不语，低着头努力挥舞着手上的笔……

这个太太新婚不久就发现，自己无法把先生从婆婆身边抢回来，只能把情感寄托在儿子身上。儿子自然也留在妈妈身边，试图安慰伤心又怨恨的妈妈，形成紧密的母子联盟。只是控制不住的体重，透露了儿子负荷不了的压力。

可以想象，将来这个儿子如果结婚，他的太太也会发现先生的心早已留在婆婆身边，没法抢回来。她这才理解，原来她是一个代代相传的"文化寡妇"，她情感唯一的依归，只有她的儿子……

第六节　家庭韧力

　　20 世纪 50 年代，当心理治疗师开始把注意力从个人内在转往系统脉络时，最先注意到的是家庭对人的各种负面影响，其中受到指责最深的，自然是父母的失职。当时的家庭治疗师为了拯救可怜的孩子，对父母提出各种严厉的指控，例如"令孩子发疯的母亲"（"schizophrenogenic mother"，Fromm-Reichmann，1948），对父亲的谴责也不少（见 Lidz，Corne lison，Fleck，and Terry，1957）。这样的思路必然导致治疗过程中治疗师与家长形成对立：父母努力证明问题出在孩子身上，自己已经尽了全力，而治疗师会倾向采取高张力的介入策略，来突破家长的"防卫"。

　　稍后问世的家庭动力理论逐渐厘清了家人互动过程和症状、问题行为之间的关联性，像是分化、三角关系、依附安全感。这些理论让家庭治疗师关注家庭的缺陷对个人的负面影响，也就是风险因子，使得家庭容易被视为每个人无可避免的创伤来源。这让许多学习家庭治疗的学生在课程的前几周对父母愈来愈火大，觉得自己今天之所以变成这样"都是被父母害的"。

　　拜心理学家多年来的努力研究所赐，现在我们知道了许多对儿童发展极具影响力的风险因子，例如压力、暴力、贫困、灾难、失落等创伤经验，会让人容易陷入各种身心疾病及发展不良的风险。如果我们知道一个人过去历经许多不幸的遭遇，对于他目前的抑郁及适应不良就不会感到意外。真正令人意外的是，同样经历严重创伤，却有一部分人后来竟能站起来，过着健康的生活。

　　威尔纳（Werner，1993）在夏威夷进行过一项历时 40 年的研究，追踪 700 名贫困孩童，这些孩童在 2 岁前就经历至少四项风险因素，包含严重健康问题、家人酗酒、暴力、离婚或心理疾病。到了 18 岁，约三分之二的风险孩童果然出现各种适应困难：未成年怀孕、心理疾病、学校行为问题，甚至触犯法律。不过仍有三分之一的风险孩童成为有能力、有爱心的"正常"青年，而且一直到 40 岁都能保持良好功能。我们关心的是：这三分之一的风险孩童是怎么做到的？让他们得以避免沉沦的保护因子有哪些？

美国家庭治疗师费洛玛·沃希(Froma Walsh)研究这些历经打击却未被击倒的人，提出系统观点的韧力(resilience)概念。沃希注意到，这些人并非传统上认为的"硬汉"——"刀枪不入"(invulnerable)、"不靠任何人帮助"(self-sufficient)，而是受惠于许多层次的关系脉络因素，使得他们虽然遭遇突然的打击或长期的压力，仍能从困境中站起来，而且从此变得更强壮、更有资源运用能力(resourceful)。他们不只从创伤中复原、生存下来，创伤还激发出他们的潜力，让他们厘清生命的意义，更珍惜重要的关系，使他们活得更投入、更有声有色。可以说，创伤反而让他们的生命更精彩。沃希(2008)把这些可以培养韧力的因素，分成三个领域：

信念体系：韧力之核心

当我们遭遇突如其来的打击，经历长期的压力，我们如何诠释这段经验，会决定我们能否适应良好。信念是我们的眼睛，会影响我们看见或看不见什么，也会影响我们在经验中如何看待自己、如何消化这段经验、如何创造意义。逆境往往会带来意义的危机，使得我们失去原本的身份认同与对世界的理解。若能看清困境，赋予其意义，可以让困境变得比较容易忍受。沃希发现，有些信念可以在逆境中带给我们力量。

为逆境创造意义

（1）正常化：若遭遇逆境的人能将面临危机时的各种恐惧、焦虑、愤怒、悲伤、退缩等反应视为"面对极端状况的正常反应"，可以减轻不少羞耻感、愧疚感及互相指责的折磨。

（2）统合感：如果我们将生命视为可理解、可处理、有意义的，也就是能达到一种统合感(sense of coherence)，在面对逆境时，自然会积极去找出意义，设法解决问题。

（3）能力感：若对自己的能力有信心，成功时会认为是因为自己的能力及努力，失败时会归因为不能控制的外部因素。当失败时，韧力强的人与家庭会从中学习，提高下次成功的机会。

（4）系统归因：碰到问题习惯归因于单一解释的家庭往往适应较差，他们会怪罪某一特定成员，造成家庭冲突，或是怪罪外界，造成无力感。功能良好的家庭倾向于考虑较多的层面，比较能务实地找到解决方案。

正面展望：乐观、希望与毅力

马丁·塞利格曼曾做过一个让他声名大噪的实验。他把小狗分成三组，放在一个可以导电的箱子里。第一组的狗只要用鼻子去推墙上的一块板子就可以停止电击；第二组的狗和第一组的狗同时承受一模一样的电击，但没有板子可以推，无论它做什么行为都不能停止电击；第三组的狗是控制组，没有接受过任何电击。第二天，塞利格曼把三组狗放到另一个实验箱里，这个箱子中间有一块很低的挡板，狗儿可以轻易跳过挡板到没有电击的另一边。实验开始，第一组和第三组狗儿都在几秒之内就学会跳过挡板逃避电击，只有第二组的狗儿，尽管它看得到另一边，从头到尾却只是躺在原地，默默接受电击。

根据这个实验，塞利格曼提出"习得无助感"理论，推翻了70年代行为主义的盛世，而且很快被证实不只是狗，人也会有类似的反应（Seligman，2009）。不过值得注意的是：研究发现，每三个人中会有一个人，无论经历过什么不可控制的情境，都不会变得无助。这些人是怎么回事？

塞利格曼开始研究这些不容易陷入无助的人，发现这些人有共同的特质：他们倾向用乐观的解释形态来解读遇到的事情。当遇到不幸时，他们相信厄运是暂时的，迟早会过去；相信只有这件事运气不好，其他的事情则不会；相信是因为外部原因导致不幸，不会认为自己无能。反之，悲观的人会把不幸视为永久性、普遍性的，而且相信其是由自己的缺陷造成的，所以很容易陷入绝望。这些解释形态不知不觉影响一个人对自己的看法（自信与自尊）和面对困难时采取的行动，使得乐观的人的学业成绩、工作成就、运动表现都比悲观的人好，身体也更健康，活得更长。

塞利格曼发现，只要掌握了面对逆境保持乐观的秘诀（暂时性、特定性、非个人化[1]），一个人就可以通过学习变得愈来愈乐观，就像运动员可以通过重量训练强化他的肌肉。一个人可以学会乐观的解释形态，来增加遇到逆境时的免疫力，降低陷入忧郁无助的概率，增加突破困境的行动力。塞利格曼主张，对未来抱持希望的秘诀，就在于为不幸的遭遇找到暂时的和特定的解释。

面对特别艰困的人生考验，有时候我们甚至需要乐观到"不切实际"的程度，也就是所谓的"正向幻觉"。维克多·法兰可（Victor Frankle）在集中营里，靠着坚信自己的妻子还在另一个集中营活着，熬过了人类历史上最大的浩劫。婚姻研究者发现，婚姻幸福的夫妻比较会对他们的婚姻关系抱有不实际的幻想：把配偶理想化，赋予对方较多美好的特质，把正面经验归功于对方。这种正向的态度使得他们的婚姻充满韧力，能克服难以避免的生活挑战。

面对重重打击与长期逆境，我们难免会逐渐对自己失去信心，需要支持与鼓励，才能激发出超乎平常的勇气，克服不寻常的困难。在此过程中如果有人能适时肯定我们的力量，我们甚至会发挥过去没有机会出现的潜力，全力以赴攻克难关。这样我们对自己的能力自然更有信心，下一次面临困境时自然更能主动、从容应对。有时候逆境不会立刻消失，需要不屈不挠的态度和坚定的信念，才能继续坚持下去。这种近乎固执的毅力，在面对逆境时，正是韧力的核心。

然而如何在努力奋斗与接受现实之间取舍，则需要智慧。就像尼布尔的祈祷文（Niebuhr, Serenity Prayer）：

> 愿上帝赐我平静，接受我无法改变的事；
> 愿上帝赐我勇气，改变我能够改变的事；
> 愿上帝赐我智慧，能明辨这两者的差异。
> （引自 Walsh, 2008:103）

---

[1] 当遇到正面经验时，乐观者倾向于将其解读为"永久性的"（"我的运气一向不错"）、"普遍性的"（"这个世界上还是有好人的"）和"个人化的"（"我很擅长处理这种事"）。

沃希建议，许多时候我们无法控制事情的结果，接受结果是值得我们努力的目标，不过在事情发生的过程中，应该要积极努力，不轻言放弃。中文说"谋事在人，成事在天"，其中智慧值得仔细思量。

超越性与灵性

逆境总是发生得莫名其妙、毫无道理，使得身处其中的人很难找到合理的解释。《圣经》里的约伯一生忠诚敬拜上帝，却在一夕之间失去所有儿女、财产，自己生重病，连朋友也质疑他之前的义行必然是虚伪的。被医师宣布罹患癌症的人，第一反应往往是："为什么是我？"这些突如其来的打击把我们重重摔出平常熟悉的生活，使我们原本相信的价值与信念遭到严重挑战，甚至彻底瓦解，除非能找到比原本更高、更宽广的价值信念，才能超越自怨自艾与愤世嫉俗。乔瑟夫·埃伯（Joseph Campbell，1997）形容，逆境与苦难像是登山口，向我们敞开一条成为英雄的旅程，如果我们愿意踏上这条追寻之路，我们的生命就会被提升到一个新境界。

有些人会通过宗教进入灵性追寻之路，有些人则通过较个人化的途径，逐步摸索出自己的灵性旅程。无论宗教还是其他途径，都会有教理或同修的引导与打气，指出方向、给予希望，让人比较能忍受过程中的苦难。佛教禅宗高僧圣严法师提醒我们，人生无常，即使苦难也必属无常，不可能永久，终究会过去。"无常"是一个很有韧力的信念。《圣经》中耶稣告诉门徒，要原谅别人"七十个七次"。（马太福音 18 章 21—22 节）"原谅"是充满疗愈力量的行动，特别是对自己。

艺术、文学与音乐也有类似的效果，让我们在其中找到共鸣，释放我们的哀伤与孤单，拓展我们的视野与想象，使我们向往一个更好的未来，不知不觉就超越了我们原本的局限。英雄的故事则可以成为典范，使我们受到鼓舞，期许自己有为者亦若是。

相对于西方医学以消除致病原因、缓解症状为目标，中医试图强化人体自身的疗愈机制，更接近韧力的观念。（Walsh，2008）自体强壮了，未来即使面对更多、更大的逆境，也不容易被击倒。目标不在于治病，而在强化健康，丰富生命。

能缓和冲击的组织模式

面临突如其来的逆境，家庭原本的组织结构可能受到严重破坏，甚至趋于瓦解，使得家人必须寻找新的方法来维持日常生活的运作。因为母亲生病住院，原本全职工作的父亲现在要接送孩子上下学、照顾孩子生活作息；因为离婚，原本是全职家庭主妇的妈妈被迫要上班以负担家计。无论是可预料的家庭发展周期变化（孩子长大离家、祖母年老生病需要照顾……），还是意料之外的冲击（离婚、车祸……），家人都需要重新检视、调整原来已经习惯的角色和运作规则，发挥潜力，以找回平衡。

在重新调整的过程中，愈有弹性的组织，适应力就会愈好；对规则愈坚持，对角色与性别期待愈固定刻板、不愿变通的家庭，就会愈辛苦。面对困境与挑战，弹性就是一种韧力，帮助我们更快适应新状况。当情势一片混乱，一些例行、规律的作息或仪式，像全家一起吃晚餐，有助于维持一种连贯性与秩序感，让人能找回心的安定。当状况危急时，就特别需要父母担负起比平时更有力的领导角色，果断做决定、安慰保护脆弱的老小，带领家人顺利渡过难关。太松散放任或太专制掌控的领导风格，都会使家庭成员的适应雪上加霜。

另一个能减缓冲击的利器是家人之间的凝聚力。这种情感上的联结使得家人能迅速团结合作、目标一致，积极地参与重建所需的各种工作。相反地，情感疏离的家人尽管一起遭遇不幸，却往往只能躲在各自的房间哭泣，不会互相寻求支持与安慰，十分可惜。在面对逆境时，家人间的情感联结与凝聚，也是一种韧力。

还有一种使家庭组织更有韧力的要素是资源的运用。有些家庭和家族、小区、社会资源网络有密切的联系，在危机时，资源立刻就可以进入提供协助。亲戚好友、小区邻居的情感及实际支持可以及时协助手忙脚乱的逆境家人获得喘息和生机。社会救助和福利措施对许多遭遇创伤危机的人，就像是溺水时的救生圈。而家人对于资源进入协助的态度，也会影响资源所能发挥的效益。如果家人能承认需要，愿意接受甚至主动寻求支持，自然会大大增强应变能力。好像一个旅行的人走到雪地，忽然发现自己冷得浑身发抖、寸步难行，如果愿意穿上别人提供的羽绒衣和雪橇，行动自然便利许多。外部资源的支持就像羽绒衣和雪橇，可以让我们顺利渡过突然来袭的寒流和容易滑倒的雪地。

有助适应的沟通过程

　　良好的沟通让家庭能发挥功能；面临危机与混乱，沟通更显重要。面对逆境冲击，我们需要关于事件的充分信息，才能厘清心中疑惑，及时采取措施，阻止状况恶化，并拟定下一步应变计划。若信息不足或不一致，很容易引发更多焦虑与困惑，妨碍复原。悲观的人会做最坏的打算，疑神疑鬼的人会忍不住往阴谋论的方向胡思乱想，乐观的人可能低估状况的严重性，彼此的判读差异很大，很容易引发争执。治疗师可以鼓励家人主动收集更多明确信息，分享彼此的解读，以评估当前状况及手边的选择。治疗师也会建议有关单位及时发布更新的消息，以便大幅减少误解和怀疑的机会，避免暧昧、模糊讯息流窜造成的困扰。

　　面对不幸，家人间常会彼此保留、隐瞒事实，避免对方难过、痛苦。离婚的父母可能认为孩子还小，无法理解，所以没有好好向孩子说明父母为何分开；子女不敢告诉父母被医生诊断出癌症，怕父母受不了打击，却错失好好交代后事、分享心情的最后机会。尽管没有说出事实，被隐瞒的当事人往往感受得到一股紧张和悲伤的气氛，却又隐约感觉不能讨论而不敢问，使得当事人更容易往悲观负面的方向臆测。治疗师可以协助家人学会以直接、明确但体贴的方式，表达重要的信息与心情，以开启沟通分享的空间，让家人埋在心中的疑团和不安可以浮上台面，从而加以处理。

　　面对横逆打击，我们必然会出现各种情绪反应，而每个人的反应时间、反应强度和反应内容可能会差异很大。我们愿不愿意和家人分享这些心中点滴，特别是愤怒、脆弱等令自己和他人不悦的反应？当家人表达悲伤时，我们会急着想要他们"节哀顺变"，免得自己愈看愈心酸，还是可以包容他们反常的脆弱，陪伴他们经历这些情绪上的起伏？许多家庭成员在面对苦恼时，会选择掩盖不舒服的感觉，表现坚强与正常，让其他人不用担心。治疗师千万不要勉强当事人去回想创伤,重新体验痛苦,而要努力创造一个安全的空间,让有需要、准备好的当事人有一个出口,可以面对、整理自己的情绪经验。

找回欢笑也非常具有疗愈创伤的力量。尽管困境短期内不会过去,但学会坐在废墟中,对生命中的荒谬与矛盾大笑以对,未尝不是一种充满智慧的态度。回忆起过去曾有的欢乐时光,甚至刻意安排、重新找回往日令人开心的活动(一起出游、在家看喜爱的影片),都可以增强我们对逆境的忍受力和适应力。

19世纪的尼采,已经了解了韧力的道理。他说:"那些没有消灭你的东西,会使你变得更强壮。"遗憾的是,尼采自己在45岁时精神崩溃,直到11年后过世都没能走出低潮。今天我们对韧力的重要性和它的运作过程有更多的理解,希望可以帮助更多人在面对人生中无可避免的、一波接一波的打击、横逆与挫折时,不但不被打倒,而且能"变得更强壮",活出更丰富、更有意义的生命,真正将危机转化为祝福。因为最恶劣的时刻,也正是我们表现出最勇敢、最坚强一面的机会。危机如同大水,虽然排山倒海而来,却也带给家庭转化与洗涤的契机,唤醒成员珍视家人的重要,重新权衡生活中的优先序,迫使他们去面对、疗愈旧伤口,寻找更有意义的关系与生命。有韧力的人与家庭终究能从危机的震撼中走出来,翻开生命的新篇章。

案例:孩子其实是支撑妈妈走过苦难的力量

社工想要转一个棘手的个案给我进行家庭治疗。我看了一眼个案报告中的家庭图,不禁皱起眉头,心想:"这个个案的三代家族里有那么多人出状况,又拖了那么多年,家庭治疗恐怕做50年也做不完!"

我请社工协助召开一次个案协调会,把两个儿子的游戏治疗师、妈妈的个别咨询心理师和个案管理社工都请来,了解过去他们都做了些什么,接下来彼此怎样分工。会议结束前,我分配到的任务是:评估两兄弟冲突的严重程度,并提升妈妈处理兄弟冲突的亲职能力。在家庭会谈中,她提到许多和原生家庭、和前夫、和婆家及和两个孩子的冲突,它们让她觉得心力交瘁,每每濒临崩溃边缘。她也持续就医,医生给她的诊断是重度抑郁症,有多次住院病史。我请她把药袋给我看,上面列了 7 种药名，她每天睡前要吞十几颗药，才能维持稳定。

后来我听团体治疗师告诉我，这个妈妈在每个月一次的治疗团体中经常情绪崩溃，很难进入状态。她建议我停止家庭治疗，改做孩子的个别咨询，避免再增加妈妈的亲职压力。不过我相信自己的评估，并未中止家庭治疗。

在如此艰难的状况下，她告诉我她如何冒着生命危险以及婆家羞辱，和施暴的前夫打官司，抢两个小孩的抚养权。我问她有没有想过自己先逃命，因为她的状况显然已经自身难保。她却坚定地说，她一定要把小孩救出来，因为她不放心把孩子留在前夫和婆家那里。她告诉我，在整个官司及反复住院的折磨中，支撑她的信念，就是一定要把这两个孩子好好地抚养长大。我突然意识到，如果没有这两个孩子，这个单亲妈妈根本不可能撑过这长达数年的煎熬，保护她的孩子平安长大的意愿，正是她最重要的支撑力量。当我把这个发现和她分享时，她平静地点头，眼角却泛着泪光。

第七节　进入语言与意义的世界

　　初学者容易注意教科书里各学派浓缩版的理论箴言与技巧步骤,在回答考试题目时必先把这些耳熟能详的标题写出来争取分数,对于书中哲学立场的说明,则往往跳过或视而不见。这一节我们打算避开那些口号式箴言与技巧步骤,把后现代思路梳理清楚,希望邀请读者进入语言与意义的系统,在诠释过程中与家人合力进行关系修补的工作。

建构主义与社会建构

　　科学家、研究者和追求知识的众生,终极追寻的目标皆为真理。经过中世纪言论专制的黑暗时代,16世纪萌芽的经验主义(empiricism)建议我们以"眼见为凭"为原则来认定客观事实,也就是作为真理的标准。

　　然而这个看似合理的原则很快就又面临挑战了。生理学家发现,人要"看见"一个物体,从光线自物体表面反射,到视网膜成像,到脑部视觉区解读,到搜寻适当语言说出自以为看到的东西,这段视觉历程其实充满主观与扭曲的机会,让"观察"这件事几乎不可能绝对客观。

　　量子物理学进一步把我们对"客观现实"的幻觉彻底打碎。1800年,托马斯·杨(Thomas Young)用干涉现象证明光的性质像波,一百年后爱因斯坦用光电效应证明光像粒子一样运动。但就物理属性而言,波不可能是粒子,粒子不可能是波。如此,逻辑上不可能并存的现象硬是并存了,光的"波粒二象性"重击了实证主义的逻辑因果论。如果我们想证明光是一种波,就选择做干涉实验,如果我们想证明光是一种粒子,就做光电效应实验,那么光的"实相"其实就决定于观察者。如果我们承认观察者会影响被观察物体的存在本质,那么就不存在普世唯一的"客观现实":实相是互动出来的。

继续推衍下去,我们发现实事求是的物理学听起来愈来愈像神秘主义:

> 如果一件东西有能力处理情报(信息),并据之行动,这件东西可以定义为"有机的"、"有意识的"、"有生命的"。根据这个原则,我们只能承认,光子是有机的,也就是,能量是有意识的、有生命的。(Zukav, 1991:81)

经量子物理学的洗礼,我们发现自小深信的"眼见为凭"的客观世界,在我们眼前一片片崩溃瓦解,有如一场灵性启迪经验(epipheny)①。

我们肉眼看不见的物体,像是变形虫细胞或是海王星,需要借助仪器才能观察。每个人都曾把眼睛凑到接目镜上看过染色的变形虫细胞吗? 每个人都使用过望远镜凝望星空,寻找亮度只有 7.7 到 8.0 的海王星吗? 大部分人都没有过,那么为何我们每个人都信誓旦旦地相信世界上有变形虫细胞和海王星? 因为我们相信仪器,相信其他看过的人说的话。我们大部分的知识,来自于我们对其他人/物的信任。

于是我们意识到,知识其实建立在关系上。如果我们在教会的朋友多些,我们会相信创世论;如果我们身处学术阵营,我们会倾向于接受演化论;如果我们和两边都没瓜葛,这个争议就对我们无关紧要,不会干扰我们的生活;最痛苦的是两边都有朋友的人,站在两大阵营的拉扯中间,内心彷徨无所适从。②

回顾人类知识发展史,所谓的"事实"、"真理"不断被更新,导致"昨是今非"的尴尬。攸关人命的医疗发展过程也一样,诊断的类别与标准不停地更新,许多原有的诊断消失了,一些新的诊断冒出来。曾经被视为"有病"的某些症状,经过专业学会某一

---

① 参阅 Gary Zukav 著、廖世德译的《物理之舞》(1991)中对量子物理学深入浅出的介绍(台北:方智出版社)。

② 作为一个天主教徒和心理学者,赵文滔很多年夹在这两种对立的观点之间,密切关注最新辩论的发展,直到接触社会建构论。

群人一番争论、表决后，不再被视为疾病。也就是说，是不是有病，最后是由人讨论决定出来的。如果您也参加过那种闹哄哄、乱糟糟的专业学会年度大会，就知道有时候不到最后一秒没有人知道会议会得出什么结论，中间充满人为、随机的变化。严格来说，无论是学术期刊上的理论攻防，还是专业学会对于知识的表决结论，其实都是某一个社群传统内的共识，一旦走出该社群，这些结论往往变得失去意义和重要性。

我们能拿得到的真理，终究是一群人的意见产物，是一种"社会建构"。不同人群，不同时空背景，不同文化脉络，不同描述方式，都会影响建构的结果。无论大小，一件事情的意义，端视您从哪个脉络来看。

如果您觉得本书这一节到目前为止思路跳跃、不知所云，我们不会怪您，因为我们只用了一页多的篇幅，却妄想颠覆、解构您原本熟悉、赖以安身立命的存在、本体（ontological）安全感。如果您自认心胸开放，欢迎去找更多资料来读，关于建构主义及社会建构的讨论俯拾皆是，您会发现和您一样关心或担心这个议题的人并不少。至于本书，限于篇幅，我们只打算点到为止，把剩下的震撼和乐趣留给您自己。

啊，反正一切都只是社会建构，这个世界上是不是不再有任何值得相信、值得重视的东西？恰恰相反。如果您已经欣然接受社会建构论，那么"理论"从此就是一种看待事情的有用角度，不多也不少，而"真理"就是一群人的共识。为了让社会能顺利运作，"真理"的存在有其必要，不然我们很快就会因为缺乏任何共识而寸步难行了，社会建构论并不打算挑战我们文化中的所有真理。选择了社会建构的立场，您会发现一种新的自由度和创造力，从原本被我们视为理所当然的"真实"缝隙间，穿透出可能性的光芒。肯尼斯·葛根（Kenneth Gergen）如此形容这个美丽新境界：

> 对建构论者来说，我们的行动不再局限于任何约定俗成的真实、合理和正确性。在我们面前展开的是一片可能性，对于创新的无边际邀请。这并不是说我们从此得放弃所有我们认为真实和美好的事物，完全不是，而是说我们不再被历史与传统的脚镣所捆缚。当我们彼此说话，倾听新观点，勇于提出疑问，思量替代选择，游走基本常识的边缘，我们就跨越了边境，进入了意义的新世界。在那里，未来等着我们共同去创造。（2009:5）

这种社会建构的意义世界挑战了我们对"客观"与"真实"（truth）的信仰，带来一种不确定，却也带来希望。它并不需要大家放弃过去相信的一切，只是建议我们不要轻易接受传统视为理所当然的事情，不要只是因为大家习惯事情"就是这么一回事"、"非如此不可"，而排斥其他的理解角度。社会建构论者并不打算和我们的任何文化传统决裂，只是希望协助我们把其中隐含的绝对权威放下，将传统视为众多建构中的一种选择。

从社会建构的角度，我们通过人与人之间的协调——对话、谈判、同意、争论等活动，来理解世界、产生知识、创造意义。也就是说，理解/知识/意义是在关系的脉络下建立起来的。这个主张，和家庭治疗师的核心信念不谋而合。现在您知道为什么那么多家庭治疗师对社会建构论特别有好感了吧。

现在让我们来看看社会建构论如何让家庭治疗师更自由、更有力量。

语言：一种"游戏"。

如果我们相信客观真实，我们认为语言和客观真实之间存在一种镜映（mirroring）关系：语言像镜子般反映真实世界。于是沟通者会努力找到正确的词汇，来指称所欲指的事物。社会建构论提醒我们，不同的立场脉络（"文化传统"）总是可以找到无限种可能的角度来描述、解读我们所面临的事物或情境，也就是镜映关系不再成立。于是我们不再费力寻求"真相"，不再崇尚"终极正确"的描述。那么现在我们如何看待、如何使用语言？每一种描述和解读的方式有没有优劣之分？是不是通通"没有优劣，只是不同"？

在第三节谈沟通的层次时，我们已经知道脉络（语用）对解读语义的重要性。维特根斯坦（Wittgenstein, 1978）往前再推一步，提议我们将语言（与随附的行动）视为一种"游戏"（game），因为语言只能通过在关系脉络中的使用获得其意义。对维特根斯坦来说，我们的日常生活正是由语言、行动和对象所交织出的层层关系世界。语言的目的不在于揭露或逼近真理，而在于建立关系，并从关系中创造意义。

游戏关注的是规则和关系。如果我们进行一场球赛，裁判做出不利于我们的判决，我们接受判决不是因为裁判是"对"的、犯规是"真"的，而是因为我们接受球场上的游戏规则是"裁判说了算"，而我们愿意接受这个游戏规则，是因为信任裁判对两边的标准是一致的,不会偏袒任一方。把注意力放在游戏规则与关系脉络上,我们就更能进入语言(文字、行动)丰富的意义世界。

在家庭生活里,我们的语言也同样镶嵌在或明或暗的规则与功能脉络中。

> 妈妈:今天上学上得如何?
>
> 女儿:还好。
>
> 妈妈:你们老师如何?
>
> 女儿:还好。有点难搞。
>
> 妈妈:怎样难搞?
>
> 女儿:他今天上课没收了小芳的手机。
>
> 妈妈:后来咧?
>
> 女儿:小芳吓得要死,因为那是她刚买不到一个月的新手机。后来她下课去和老师求情,老师还给她了。
>
> 妈妈:那你觉得这个老师怎么样?
>
> 女儿:有点难搞,不过还算可以沟通。

这一段短短的母女对话,可以发生在许多种不同背景之下,在这些不同脉络中,这段对话的运作规则,以及我们对其意义的解读,会截然不同:

(1)她们是一对无话不谈的亲密母女,在晚餐桌上随意地找话题聊天。在这种脉络下,这段对话是轻松随性的母女情感交流,内容是什么并不特别重要。

(2)女儿今天回家看起来闷闷不乐,关心女儿的妈妈想了解女儿今天在学校是否有事发生。在这个前提下,妈妈小心翼翼地收集资料,女儿像慢慢开口的蚌壳逐渐吐露心声。

(3)女儿因为交男朋友已经和家人冷战了一个星期,今天终于开口说话,妈妈按捺住心里的惊喜,努力维持对话。母女冷战让妈妈备受煎熬,如今得以破冰,妈妈既欣慰又珍惜,无论女儿说什么,妈妈都会热切倾听。

(4)妈妈不告而别,离家六年,女儿对妈妈又气又思念,在社工的安排下于咨询室第一次见面，双方一时之间不知从何讲起。思念妈妈多年的女儿突然见到妈妈，一时悲喜交集，不能自已，只能从学校琐事开始暖身，试图弥补过去六年的空白。

（5）自父母离婚后，与爸爸同住的女儿和妈妈早已恩尽义绝，今天在家族聚会碰头，只是做做样子给其他家人看。母女对话冰冷、言不由衷，两人都想尽快结束这场戏。

（6）女儿正值青春期，总是为反抗而反抗，无论妈妈说什么，她只会表现一副无所谓的态度，令人看了就一肚子火。母女两人表面上云淡风清，心里已经波涛汹涌，随时都可能陷入擦枪走火的激烈争执，妈妈下一句话可能就要爆发了。

在这些不同背景脉络下，这一对母女的关系，以及我们对这段对话的理解，会完全不同。但这几种理解，并非"没有优劣，只是不同"，它们各自按不同的游戏规则进行，并朝向截然不同的结果发展。当我们有意识地进行意义探询的行动时，可以谨慎选择最能够提供我们想要的人际功能的一种理解方式。透过历史脉络的探问与资料收集，家庭治疗师能与家人一起，将一段对话的意义，以及其中承载的家人关系质量，从不同的角度重新加以理解，就像本书第一章及每个案例中的故事一样，让家人对发生的事情和彼此的关系有不同的新体会，从而对未来产生新的正面展望。

如果我们可以开始放弃探究话语和事件的"真正"、"正确"意义，把精力放在理解游戏的功能上，也就是探究家人如何通过语言与行动维系彼此的关系，那么治疗师会发现，会谈的气氛会从侦探式的分析、诊断，转变成一场"意义与关系的重建之旅"。即使家人忍不住习惯性地追问、究责，治疗师也可以协助家人学会用比较有建设性的方式说话，协调彼此的期望，调整彼此的关系，达到各自真正想要达到的目标。

再往前推一步，我们眼前运行不息的世界，乃建立在一个个不同的语言文化社群传统之上。法律有自成一套体系的思考逻辑与词汇，医学、宗教、心理学、家庭治疗也是如此。在这些现代生活不可或缺的体系中，语言正是组成这些体系，让我们在其中得以彼此交流、行动无碍的关键元素。是的，我们如何说话，决定了我们活出怎样的生活，成为怎样的人。当我们使用暴力、歧视或压迫的语言时，无论是刻意还是无心，我们都会成为施暴者、歧视者和压迫者。当我们使用慈悲、宽恕或理解的语言时，我们就是仁者、勇者与智者。了解了这一点，建构论者自然会愈来愈小心使用语言，因为我们知道,我们如何描述和诠释自己的遭遇,我们就会如何体验这些遭遇,同时为自己打造出一个怎样的未来。换句话说,语言具备衍生(generative)的性质,创造了我们生命的可能性。

如果我们能对生活传统中约定成俗的"理所当然"保持戒心,持续进行批判与反思,同时对其他各种选择抱持开放态度,努力邀请可以创造更好未来的对话,那么我们的未来就有希望愈来愈好。这种希望感与自我力量感(agency),正是社会建构论许诺给我们的礼物。

受到后现代思潮的启发与鼓舞,许多家庭治疗师开始在他们的工作里实践这些充满希望与力量的想法,其中有一些成效卓著,过程引人入胜,吸引了许多家庭治疗师重新思考、调整自己的实务工作方法。

对话:诠释与意义创造的美妙过程

诠释学(hermeneutics)把寻找意义与理解视为一个诠释的过程,不同的诠释者无可避免地会为每次的诠释加入独特的新影响,包含诠释者自身的经验、信念、假设、意图及语法,并创造出意义,然后我们再对自己与他人的诠释做出诠释,并如此继续衍生下去。并不存在所谓"最终的诠释"或"真正的理解",每一次诠释都是试图理解与创造意义的努力,并且可以像涟漪般继续发展下去。诠释学认为,我们对自己或他人的生活经验、自我认同或遭遇的问题/挑战的理解,乃是通过我们与自己或他人的交谈创造的。在对话过程中,新的意义于是诞生。

受到诠释学的启发,美国的哈琳·安德森(Harlene Anderson)和同事以语言系统为隐喻看待治疗历程,简单地说,就是交谈、诠释与再诠释,创造新意义。合作取向的治疗师放弃专家知识和建议,与案家一起努力创造一个开放、尊重的对话空间,让所有参与交谈的人都能"互相投入对方,共同探索,一起沉思、检视、质疑和反思,经过这样的对话探索,意义与理解持续地被诠释、重新诠释、厘清、修订和创造,当新的意义和理解出现时,想法、感受、情绪、表达和行动上的新可能性就被创造出来了"(Anderson &

Gehart，2010:52）。如此一来，治疗师的目标不再是使用介入策略改变案主，而是与受访者进行一段"不同以往的交谈"，在交谈的诠释历程中让"熟悉的事物以不熟悉或不寻常的方式被谈及，并被赋予新的意义"。

在哈琳眼中，传统心理治疗比较类似"阐述/独白"（aboutness/monolog）：治疗师对案主问题处境提出专家看法与建议。哈琳将治疗过程视为"相与/对话"（withness/dialog）：人们互相响应，触动他人，也被他人触动，因为"除非说者和听者互相响应对方，否则理解不会产生"（Anderson & Gehart，2010:69），"只就字面意思做语言学的消极理解，完全不是理解"（Bakhtin，1981:281；中文引自 Anderson & Gehart，2010:69）。也就是说，理解建立在关系与回应中。

约翰·舒特（John Shotter，1993）有个很传神的比喻：人际沟通像在"玩碟仙"，事先计划既无意义也不会有用，所有参与者的手在盘子上推来推去，直到最后浮现出结果（引自 Hoffman，2005）。在这个过程中，每个人都有参与，但没有人能绝对控制。对哈琳来说，治疗师最重要的目标是"让对话继续"或在僵局中重启对话，只要能继续对话，就可能浮现新的意义。

哈琳追求的对话并不是争执、辩论、谈判或其他任何对话，而是治疗师与受访者平等、开放，彼此试图通过倾听而理解、进入对方的意义世界，共同合作创造出新意义与启发新行动的一种交谈。要创造这种质量的对话，治疗师无法仅靠理论或技巧，必须从思考到响应方式全面实践前述精神，让这种精神成为治疗师专业上与个人的"存在之道"和生活哲学。这些存在之道包括（Anderson & Gehart，2010）：

与案主建立交谈伙伴关系（conversational partners）

成为合作关系与谈话历程的专家，而非案主问题/生活的专家

倾听时保持不知（not-knowing）

将自己的意图与经验脉络公开（being public）

治疗师与案主相互转化（mutually transforming）

信任不确定性（uncertainty）

在日常生活中实践（everyday ordinary life）

2008 年夏天，哈琳来台北举办三天的训练工作坊，让我们有机会亲炙大师风采。无论在台下与学员们亲切寒暄，还是在示范会谈中不疾不徐开展对话，哈琳老师都充分展现她自己信仰的存在之道，让我们得以亲身体验后现代的精神①。

叙事：解放与给力的过程

如果我们对自己、对事物的看法出于社会建构，在特定时空/社会/文化社群中，我们的生活往往会受到社会主流论述的影响。无论胖瘦、美丑、成功或失败、生病或健康，主流社会意见通过舆论、通过同侪，甚至通过内化的自我价值，影响我们的一言一行，有时会使得我们的生活受到局限，充满挫折，看不到希望②。

根据这个观点，案主呈现给治疗师的求助问题可以看成"被问题渗透"（problem-saturated）的故事，这些"有问题"的故事形成支配性故事（dominant story），限制了人们的生活，这些压迫性的故事包括性别、年龄、种族、阶层和宗教等。这些故事如此普遍地、理所当然地存在于我们的生活里，使我们往往在未经检视的情况下接受了它们而不自知，同时也一并接受了其背后隐含的许多偏见和歧视（Merscham, 2000）。

当案主带着这些挫败经验与对自我的负面看法来寻求治疗时，澳洲的麦克·怀特（Michael White）会巧妙地协助案主意识到主流支配性故事对自己的压迫与限制，协助他们重新发展出一个比较有力量、有希望的故事。运用叙事（narrative）的隐喻，叙事取向的治疗师帮助案主重新说自己的故事，让案主从负面的经验和自我评价中解放出来，找回、整合之前忽略的潜力和正面经验，重新评估、调整与他人的关系，以发展出新的展望与行动。

人们似乎天生就有说故事的本能，故事让人们的经验得以整合出一致性与连续

---

① 参阅赵文滔（2008），《后现代如临现场：2008 Harlene Anderson 来台工作坊》，《张老师月刊》，369 期，67 - 69 页。

② 参考 Michael Foucault（1965, 1973, 1980）对此问题的深入探讨，或参考 White 和 Epston（2001）讨论的 Foucault 思想对心理治疗的启示。

性,同时影响我们与他人的互动与关系(Lieblich,Tuval-Mashiach & Zilber,1998)。通过对愿意倾听的人说自己的故事,我们得以重新整理自己的经验,对这些经验及自己产生新的理解,进而拓展了自己的生命。

相对于哈琳强调营造不同以往的自由交谈,不预设特定的交谈形式,麦克·怀特提供比较具体的地图,让治疗师知道如何按部就班到达目的地。这些地图的目的是帮助治疗师和案主一起找到生命经验中较被忽略或低估的领域,寻求新的、未曾想象过的方式来看待问题与困境。这些地图包括(White,2008):

外化对话(externalizing conversations)

重写对话(re-authoring conversations)

重组会员对话(re-membering conversations)

定义式仪式(definitional ceremonies)

突显特殊意义事件的对话(highlighting unique outcomes conversations)

鹰架对话(scaffolding conversations)

麦克·怀特不只将治疗地图描绘得清晰,让后学者容易上手,他本身也是极富魅力的治疗师。他有一种本领,能让儿童和他们的家长很快被他的幽默感、亲切以及夸张得恰到好处的反应所吸引,共同投入新故事的探索历程。他精彩的治疗工作不但示范了他自己工作地图的可行性,而且常常能鼓舞其他治疗师,在实务工作中发挥创意、凝聚支持力量。在定义式仪式中,麦克·怀特会邀请曾经历类似困境或可以提供案主认可的"局外见证人"一起进行会谈,通过见证人重述、呼应当事人的故事,来认可当事人重视的自我价值与生活方式,同时让当事人与更多人产生联结,建立支持网络。

反思过程:治疗历程中的"留白"

当我们遭遇逆境、陷入低潮、受到他人的排挤、无法做出决定,甚至失去行动的力量时,我们会说:"让我好好地想一想。"这句话让我们进入一个内在的空间,在其中我们得以喘口气,放下焦虑,权衡得失,对事情的重要性重新排序,参考他人的意见或建议,然后,新的理解会浮现,让我们对原来的困扰产生不同的看法与情绪反应,然后我们会发现自己重新找回了行动的力量与心里的笃定。对心理治疗师来说,这就是我们想协助案主进入的状态,一个反思过程(reflecting process),然后案主自然会知道如何处理他的问题,达成他的目标。反思过程启动意义与行动的转化(transformation)。

治疗师的任务,是努力营造一个机会,让案主进入反思的空间。挪威的卡尔·汤姆(Karl Tomm,1987)注意到,态度好奇而具假设性(tentative)的询问比直接论断式的陈述,更能创造反思的空间,唤起案主平时很少想到但有用的生命经验。比起治疗师问、案主答的紧凑问答风格,让案主不必立刻响应,反而能提供更多空间让案主进入反思,产生更多新的联结。如果治疗师能分享自身的经验,作为说明为何如此询问的基础,即所谓的"将问题定位"(situating the question),对案主的反思也有帮助。(Janowsky,Dickerson & Zimmerman,2005)反思是一种气氛,如果治疗师可以在会谈关系中持续营造出这种开放、尊重、坦诚、平等的氛围,案主就能把这种气氛带回去,心平气和地同自己内在不同的声音对话,整理自己的经验。

遭遇困境、心情低落的人,想法容易卡在自己的牛角尖里走不出来。如果在反思的过程中加入多元的观点,会帮助当事人产生新的理解与意义。从社会建构的角度来说,所有的理解和意义创造都是从互动与关系中而来,所以反思的空间并不是退缩到自己内心的角落,而是与外在或内在的他人进行对话,进入一种"融合的视野"(Gadamer语,引自Lax,2005)。在融合视野中,自己和他人的差异、偏见或误解通通可以被纳入,并衍生出新的意义与见解。要进入融合视野,对话的双方都必须愿意暂时离开自己原本熟悉的领域,抛开自我预设的定见与信念,进入一个共享的未知空间,共同探索新的可能性。

对社会建构者来说,自我是一个多元声音的社群,外在与内在的对话会不断交织,形塑我们的理解与行动。苏珊,一个在生活中遭遇一连串挫折的准心理治疗师,甚至开始怀疑自己的能力与目标。苏珊和一个好的倾听者——她的心理治疗师——进行了一场"不同于以往的交谈",这场交谈让她产生许多新的体会。带着这些体会,她回到生活中和家人、同事、朋友继续交谈,又激荡出许多新的想法与感受。苏珊坐在一杯热茶前,继续沉思这阵子以来谈到的点点滴滴,对于她自己以及她所面临的处境,逐渐形成一个新的轮廓。苏珊决定写一封信,将她的新想法告诉她的治疗师,在书写的过程中,她发现这些想法似乎又变得更清晰了些。[①] 随着外在与内在的交谈与反思,意义与理解不断演化,如果苏珊愿意,她可以与自己和他人继续对话下去,让意义持续更新。所以后现代治疗师喜欢说:"对话不会结束,只是暂停。"

反思团队

掌握了语言、叙事、对话和反思的精神,治疗师们开始各种创意实验,希望能找到更贴近案主需要的工作方式,反思团队(reflecting team)是其中一个精彩的例子。在不同时间、不同国家,遇到瓶颈的家庭治疗师们不约而同地决定,让家人聆听治疗师团队在家人面前讨论治疗团队的看法,甚至挫折感。这种完全违反传统治疗方式的做法,意外带来突破性的正面结果。现在许多地方的治疗师已经将反思团队发展成一套有效的治疗做法。

挪威的精神科医师汤姆·安德森(Tom Anderson,1987)是最早发表这种做法的家庭治疗师之一。他的反思团队成员会在会谈室隔壁房间通过单面镜观察家庭会谈进行,或是坐在会谈室角落静静旁听,会谈告一段落时,治疗师会询问反思团队成员对于会谈过程的看法。反思团队成员可以是一位或多位治疗师同事,或其他家人,或来参加训练工作坊的观众,甚至可以是未出席会谈的人。治疗师会问受访者/案主:"这些人刚才听了我们的谈话,你们想听听看他们有什么反应或意见吗?我们可以暂停对话,听听他们怎么说,也可以不听他们的意见,继续我们的谈话。你们觉得怎样会比较好?"(Anderson,2005:44)在反思团队成员发表意见时,安德森会遵循下面的原则

---

① 苏珊的故事改写自 Janowsky、Dickerson 和 Zimmerman(2005)的《一位治疗师兼案主的观察》,StevenFriedman 编,李淑珺译,《行动的反思团队:家族治疗中的合作式应用》,第八章,台北:张老师文化。

（2005）：

（1）先描述自己看到、听到的具体会谈内容，然后用好奇、询问的语气进一步探讨各种可能性；

（2）只讨论家人讨论的内容，不去揭穿家人避开、未谈的部分；

（3）团队成员之间彼此交谈，不对家人说话、建议或发问；

（4）提出的看法要"适度特殊"：安德森发现，如果回馈的内容和方式离当事人原来的思路或心理位置太远、太不寻常，当事人不会接受，如果太过贴近，也不会造成任何改变，只有"适当特殊"时，才最能启发当事人开始反思。

刚开始时，有些团队成员会习惯给家人建议，或发表是非对错的评断意见。治疗师不一定会阻止团队成员的发言，不过一定会提醒家人，可以自行选择是听或是不理会团队成员的意见，不让家人觉得有压力。

仔细思量，您会发现上面这些原则似乎都在努力营造一个利于反思与对话的空间。在如此的对话形式下，立即出现的明显结果是，传统上治疗师对案主的权威立刻被扭转，关系变得平等。原本躲在单面镜后方，以及自己内心的诊断意见与治疗意图里的治疗师，现在现身在家人面前，公开讨论自己的反应、思考，以及引发自己的个人经验与感受（对问题定位）。接着治疗师发现，和家人一起坐在会谈室讨论他们的状况，与开个案研讨会时分析案例的感觉很不一样，治疗师发现自己开始使用简单、具体的语言，避开抽象的理论词汇，也出现比较多的赞许与支持，而这正是许多后现代治疗师希望达到的理想。奇妙的是，家人也把这样的经验，视为十分正面的重要治疗经验，鼓舞治疗师继续采用反思团队的工作形式。

在反思团队响应之后，治疗师会再度询问家人有没有什么反应。在如此来来回回的对话过程中，家人往往会联想起原本没有想到的经验，激荡出意料之外的想法与感受，使得受访者和反思团队成员都感到很有收获。因为治疗师的目的在于意义的衍生与创造，所以多元声音和经验的加入对于反思的丰富和深度都有帮助。

我们对后现代的治疗理念暂时介绍到这里。也许您仍充满疑惑，不确定这样异于传统的方法是否真的可以成功；或者您受到鼓舞，只是担心自己无法立刻做到那样程度的解放与创意；或者您已深深受到吸引，渴望知道更多关于后现代的治疗理念和方式;或者您已经蓄势待发,迫不及待想在您的实务工作里试试这些新方法。对我们而言,家庭治疗师常需要和家人一起面对生命里的不幸、不平与无力、无奈,我们发现后现代的信念与方法可以给我们力量,让我们在低潮的泥泞里,还能和家人一起怀抱希望。

也许您已经注意到,这本书从一开始就试图和您对话,和您一起创造对家庭治疗的一种新理解。我们也预期,您很可能对本书的内容有您独特的、出乎我们意料的解读。希望您能找到人继续讨论这些令您兴奋的新理解,"让对话继续下去"。

治疗隐喻(模型)的移转

在这一章,我们一起重温了家庭里常见的、重要的关系动力。您也许注意到,家庭治疗的理论视框,从经典系统理论的生物、机械控制的隐喻(殊途同归性、恒定),到空间距离的隐喻(分化、界限),到动物学的隐喻(依附),到数据处理的隐喻(沟通层次),到语言与文学的隐喻(意义、叙事),持续地移转与演化。当我们采取不同的视框时,就会在家人呈现的数据中注意到不同的重点,询问家人不同的问题,并采取截然不同的介入处理手法。如果我们知道在何时、如何运用,每一种视框都可能对我们的治疗工作有帮助。

这一章的目的是加强您对家庭动力的敏感度,不知道读后您觉得有没有达到这个效果? 如果一时没有特别明显的感觉,让这些内容在您的生活经验里发酵一下,看看会不会发生什么事。现在我们看见了家人之间发生了什么,那么下一章我们要谈,我们可做些什么来帮忙调整、修补他们受损的关系。

参考文献

〔中文〕

- Bloomfield，Harold H. 著，钟运淼、王明波译(1985)，《父母子女情》，台北：业强。

- Blum，D. 著，郑谷苑译(2004)，《爱在暴力公园》(Love at Goon Park：Harry Harlow and the Science of Affection)，台北：远流。

- Braden，Gregg 著，达娃译(2010)，《无量之网：一个让你看见奇迹，超越极限，心想事成的神秘境地》，台北：橡实文化。

- 蔡佩孺(2005)。《父母离异之成年子女爱情态度与婚姻态度之探究》，台中教育大学咨商与教育心理研究所硕士论文，未出版，台中。

- David Shaffer 著，林翠湄等译(2007)，《发展心理学》，台北：学富。

- Deborah Blum 著，郑谷苑译(2004)，《爱在暴力公园》，台北：远流。

- 邓煌发(2000)，《暴力犯罪少年之家庭暨社会学习相关因素之实证研究》，《犯罪防治学报》，1，153－184。

- Gary Zukav 著，廖世德译(1991)，《物理之舞》，台北：方智。

- 龚美娟(1994)：母亲的依附经验与其教养方式及子女安全依附之研究，台湾师范大学家政教育研究所硕士论文，未出版，台北。

- Harlene Anderson & Diane Gehart 著，周和君等译(2010)，《合作取向实务：造成改变的关系与对话》，台北：张老师文化。

- Hayward，Jeremy W. 著，廖世德译(2004)，《给凡妮莎的信：一位科学家解开女儿心灵封印的 25 则真言》，台北：人本自然。

- 河合隼雄著，郑福明、王求是译(2004)，《佛教与心理治疗艺术》，台北：心灵工坊。

- 黄宗坚、周玉慧(2009)，大学生亲子三角关系类型与亲密关系适应之研究，中华心理学刊,**51**(2),47-65。

- Janowsky,Z. M.,Dickerson,V. C.,& Zimmerman,J. L. (2005),《一位治疗师兼案主的观察》,Steven Friedman 编,李淑珺译,《行动的反思团队:家族治疗中的合作式应用》,第八章,台北:张老师文化。

- 贾红莺(1991),父母自我分化、子女自我分化与子女适应水平之相关研究—Bowen家庭系统理论之验证,台湾师范大学教育心理与辅导学研究所硕士论文,未出版,台北市。

- Joseph Campbell 著,朱侃如译(1997),《千面英雄》,台北:立绪。

- 李闰华(1993),父母婚姻关系对子女婚姻态度的影响,东海大学社会工作研究所硕士论文,未出版,台中。

- 林莉琪(2012),已婚者依附风格、共依附特质与亲密关系之相关研究,台中教育大学咨商与应用心理学系硕士班,硕士论文,未出版,台北。

- 林盈聿(2006),《未婚男性性别角色态度、知觉父母婚姻关系对婚姻态度影响之研究——以北部地区高科技产业人员为例》,台湾师范大学人类发展与家庭研究所硕士论文,未出版,台北市。

- 柳杰欣(2007),《适婚男女知觉父母婚姻关系、依附关系与其婚姻态度之相关研究》,台湾师范大学教育心理与辅导学系在职进修硕士班,硕士论文,未出版,台北。

- Lynn Hoffman(2005),《单面镜的背后》,Steven Friedman 编,李淑珺译,《行动的反思团队:家族治疗中的合作式应用》,序言,台北:张老师文化。

- Michael White & David Epston 著,廖世德译(2001),《故事、知识、权力:叙事治疗的力量》,台北:心灵工坊。

- Micheal White 著,黄孟娇译(2008),《叙事治疗的工作地图》,台北:张老师文化。

- 欧阳仪、吴丽娟(1998),《教养方式与依附关系代间传递模式之研究》,教育心理学报,**30**:2,33-58。

- 千载雪(2012),http://big5. zhengjian. org/node/80054,2012/8/23。

- 琼瑶(1975),《烟雨蒙蒙》,台北:皇冠。

- Salvador Minuchin 著,刘琼瑛译(1974、中译本 1996/2007),《结构派家族治疗入门》,

台北:心理。

- Seligman, Martin E. P. 著、洪兰译(2009),《学习乐观,乐观学习》(Learned Optimism,第二版),台北:远流。

- Shaffer, David R. & Kipp, Katherine 著,张欣戊、林淑玲、李明芝译(2010),《发展心理学》(上下册),台北:学富文化。

- 沈庆鸿(1997),《婚姻暴力代间传递之分析研究》,彰化师范大辅导研究所博士论文。

- 沈庆鸿(2001),《从代间传递的观点探婚姻暴力对目睹儿童的影响》,中华心理卫生学刊,14(2),65‐86。

- 孙颂贤、李宜玫(2009),《暴力的代间传递:原生家庭暴力经验与依恋系统对大学生约会暴力行为的预测比较》,《家庭教育与咨商学刊》,7,23‐43。

- Tom Anderson(2005),《启发与形塑的行动》,Steven Friedman 编,李淑珺译,《行动的反思团队:家族治疗中的合作式应用》,第一章,台北:张老师文化。

- Walsh、Froma 著,江丽美、李淑珺、陈厚恺译(2008),《家族再生:逆境中的家庭韧力与疗愈》,台北:心灵工坊。

- 王郁茗、王庆福(2007),《大学生知觉其人际依附风格对爱情关系适应之影响》,《教育心理学报》,38(4),397‐415。

- 魏玮柔(2011),《不同依恋质量母女婚姻价值观相关程度之比较》,台北教育大学心理与咨商研究所硕士论文,未出版,台北。

- 翁毓秀(2007),《中隐性的女性受害者——目睹女童》,《小区发展季刊》,119,118‐147。

- William Lax(2005),《提供反思》,Steven Friedman 编,李淑珺译,《行动的反思团队:家族治疗中的合作式应用》,第七章,台北:张老师文化。

- 吴就君(2012),《沙滩上的疗愈者》,台北:心灵工坊。

- 吴丽娟(1998),《父母自我分化、教养态度对青少年子女自我分化、因应策略及适应影响之研究》,《教育心理学报》,30(1),91‐132。

- 吴柳蓓(2007),《亲职教养、学校功能与青少年偏差行为相关性之研究》,《家庭教育与咨商学刊》,2,81‐115。

- 吴齐殷、高美英(1997),《严酷教养方式之代间传承》,见张笠云、吕玉瑕、王甫昌。

- 许雅惠(2005),《女性的原生家庭经验、恋爱经验、婚姻观与婚姻行为意向之关系》,政治大学心理学研究所硕士论文,未出版,台北。

- 杨正辉(2006),《"新台湾之子"偏差行为影响因素研究——以桃园县为例》,台北大学犯罪学研究所硕士论文,未出版,台北。

- 曾慧嘉、何长珠、蔡明昌(2010),《癌末病患家属面临丧恸因应行为、人际依附型态与预期性哀恸反应相关之研究》,《中华心理卫生学刊》,**23**(4),563－585。

- 张虹雯、郭丽安(2000),《父母争吵时的三角关系运作与儿童行为问题之相关研究》,《中华辅导学报》,**8**,11－110。

- 张令恬(1999),《原生家庭经验对大学女生爱情关系的影响及其改变历程之分析研究》,台湾师范大学教育心理与辅导所硕士论文,未出版,台北市。

- 赵文滔(2012),《伴侣结合过程及其冲突因应:以琼瑶浪漫爱情小说文本分析为例》,《本土心理学研究》,**37**,99－138。

- 郑瑞隆(2000),《暴力犯罪少年家庭特征与家庭生活经验》,《犯罪学期刊》,**5**,49－78。

- 郑淑君、郭丽安(2008),《夫妻婚姻满意度与其独生子/女三角关系运作之分析研究》,教育心理学报,**40**(2),199－220。

- 钟佩纯(2007),《父母婚姻关系、亲子依附风格与子女婚姻态度关系之研究》,政治大学教育研究所硕士论文,未出版,台北。

- 周淑如(2007),《家庭暴力经验、社会支持与高中生偏差行为之关联性研究》,成功大学教育研究所硕士论文,未出版,台南。

- 周玉慧、李燕玲(2004),《夫妻价值观之代间传递》,第七届华人心理与行为科际学术研讨会,台北南港。

- 庄瑞菲(2003),《原生家庭与其他重要他人经验对女性婚姻恐惧者之影响研究—以客体关系理论分析诠释》,台湾师范大学教育心理与辅导学系,硕士论文,未出版,台北。

(英文)

- Ainsworth, M. D. S., Blehar, M., Waters, E., & Wall, S. (1978). *Patterns of*

Attachment. Hillsdale, NJ: Erlbum.

- Amato, Paul R. and DeBoer, Danelle D. (2001). The Transmission of Marital Instability across Generations: Relationship Skills or Commitment to Marriage? *Journal of Marriage and Family*, 63(4), 1038 - 1051.

- Anderson, T. (1987). The reflecting team: Dialogue and meta-dialogue in clinical work. *Family Process*, 26, 415 - 428.

- Bakhtin, M. (1981). *The Dialogic Imagination: Four Essays.* (M. Holquist, Ed., and C. Emerson & M. Holquist, Trans.) Austin: University of Texas Press.

- Bandura, A. (1965). Influence of models' reinforcement contingencies on the acquisition of imitative responses. *Journal of Personality and Social Psychology*, 1, 589 - 595.

- Bandura, A. (1977). *Social Learning Theory.* New York: General Learning Press.

- Bateson, G., Jackson, D. D., Haley, J. & Weakland, J. (1956). Toward a theory of schizophrenia. *System Research and Behavioral Science*, 1(4),251 - 264.

- Baumrind, Diana (1971). *Current patterns of parental authority.* American Psychological Association.

- Bell, L. G., Bell, D. C., and Nakata, Y. (2001). Triangulation and Adolescent Development in the U. S. and Japan. *Family Process*, 40(2), 173 - 186.

- Boszormenyi-Nagy, Ivan & Spark, Geraldine M. (1973). *Invisible loyalties: reciprocity in intergenerational family therapy.* New York: Brunner/Mazel.

- Bowen, Murray (1978/1993). *Family therapy in clinical practice.* Lanham, Maryland: The Rowman & Littlefield Publishing.

- Crowell, J. A. & Walters, E. (2005). Attachment representations, secure-base behavior, and the evolution of adult relationship: The Stony Brook Adult Relationship Project. In K. E. Grossmann, K. Grossman, & E. Walter(Eds.), *Attachment from Infancy to Adult: The Major Longitudinal Studies* (pp. 223 - 244). NY: The Guilford Press.

- Fogarty，T. F. (1976). System concepts and the dimensions of self. In P. J. Guerin (Ed.). *Family therapy*. New York：Gardner.
- Foucault，M. (1965). *Madness and Civilization：A History of Insanity in the Age of Reason*. NY：Random House.
- Foucault，M. (1973). *The Birth of the Clinic：An Archeology of Medical Perception*. London：Tavistock.
- Foucault，M. (1980). *Power/Knowledge：Selected Interviews and Other Writings*. NY：Panteon Books.
- Fromm-Reichmann，F. (1948). Notes on the development of treatment of schizophrenics by psychoanalysis and psychotherapy. *Psychiatry*，11，263 – 273.
- Gergen，K. J. (2009). *An invitation to social construction*. 2nd Edition. LA：SAGE.
- Goldfarb，W. (1943). The effects of early institutional care on adolescent personality. *Journal of Experimental Education*，12，107 – 129.
- Goldfarb，W. (1947). Variations in adolescent adjustment in institutionally reared children. *Journal of Orthopsychiatry*，17，449 – 457.
- Hazan，C. & Shaver，P. (1987) Romantic Love conceptualized as an attachment process. *Journal of Personality and Social Psychology*，52(3)，511 – 524.
- Leff，J. & Vaughn，C. (1985) *Expressed Emotion in Families：Its Significance for Mental Illness*. New York：Guilford Press.
- Lidz，T. ，Cornelison，A. ，Fleck，S. and Terry，D. (1957). The interfamilial environment of the schizophrenic patient I：The father. *Psychiatry*，20，329 – 342.
- Lieblich A. ，Tuval-Mashiach R. ，Zilber T. (1998). *Narrative Research：Reading，Analysis，and Interpretation*. LA：SAGE.
- Main，M. ；Kaplan，N. ；& Cassidy，J. (1985). Security in infancy，childhood and adulthood：A move to the level of representation. In I. Bretherton & E. Waters (eds.)，Growing points of attachment theory and research. *Monographs of the Society for Research in Child Development*，50，66 – 104.

- Merscham, C. (2000). Restorying trauma with narrative therapy: Using the phantom family. *Family Journal*, 8, 282 – 287.
- Nichols, M. P. & Schwartz, R. C. (1998). *Family Therapy: Concepts and Methods*. NY: Allyn and Bacon.
- Shaw, R. (2009). http://www. childrenwebmag. com/articles/key-child-care-texts/adult-status-of-children-with-contrasting-early-experience-by-harold-m-skeels, 2009/6/1.
- Shotter, J. (1993). *The Cultural Politics of Everyday Life*. Toronto: University of Toronto Press.
- Simpson, J. A. & Rholes, W. S. (1998). *Attachment Theory and Close Relationship*. NY: Guilford press.
- Skeels, H. M. & Dye, H. B. (1939). A study of the effects of differential stimulation on mentally retarded children. *Proceedings and Addresses of the American Association on Mental Deficiency*, 44(1), 114 – 136.
- Skeels, H. M. (1942). A study of the effects of differential stimulation on mentally retarded children: a follow-up report. *American Journal of Mental Deficiency*, 46, 340 – 350.
- Skeels, H. M. (1966). Adult status of children with contrasting early experience: a follow-up study. *Monographs of the Society for Research in Child Development*, 31(3), 1 – 65.
- study. *Development and Psychopathology*, 5, 503 – 515.
- Tomm, K. (1987). Interventive interviewing. Part II: Reflexive questioning as a means to enable self healing. *Family Process*, 26, 167 – 183.
- Vaughn, C. E. & Leff, J. (1976) The measurement of expressed emotion in the families of psychiatric patients. *British Journal of Social and Clinical Psychology*, 15, 157 – 165.
- Watzlawick, P. , Bavelas, J. B. & Jackson, D. D. (1967). *Pragmatics of Human*

Communication：*A Study of Interactional Patterns*，*Pathologies*，*and Paradoxes*. NY：W. W. Norton.

- Werner, E. E. (1993). Risk，resilience，and recovery：Perspectives from the Kauai longitudinal.

- Wittgenstein, L. (1978). *Philosophical Grammar*. Columbia：University of California Press.

- Wolfinger, Nicholas H. (2003). Family structure homogamy：The effects of parental divorce on partner selection and marital stability. Social Science Research，32(1)：80 - 97.

第三章

推动改变，修补关系：
家庭治疗师的五项基本任务

大师的治疗历程看起来出神入化，而我只希望自己进行会谈时能游刃有余、自然自在。有没有人能告诉我，家庭治疗中最基本、最重要的工作有哪些？治疗师如何可以达成这些工作目标？有没有人可以提供引导，让我可以循序渐进，逐步成为有自信的家庭治疗师？

为了协助家人突破目前的僵局，调整彼此的关系，家庭治疗师需要适时出手帮忙。新手治疗师会特别注意书上或督导做了些什么（技巧），然后试图在自己的治疗工作中依样画葫芦。不过有经验的治疗师都知道，介入的作为与时机、对象等治疗过程脉络密切相关，即使一字不漏模仿督导讲过的佳言金句，效果也不会一样。一模一样的话，这次案家硬是不买账。

学生观察老师出神入化的成功会谈，很希望自己也能做到，于是开始记录老师在会谈中说了些什么、做了些什么，加以整理分类，就变成《××治疗技术》之类的书。这些"技术"让学生在咨询室里听家人滔滔不绝讲话时，不至于脑中一片空白、手脚没地方放，有点事做对于减轻新手治疗师的焦虑多少有些帮助。但是当家人陷入僵局，治疗陷入胶着，治疗师很可能会更用力做、做更多，结果治疗多半会卡得更紧。

由于在教学上不断注意到上述情况，本书采用另一种方式来帮助家庭治疗师学习治疗师的作为。我们参考咨询历程研究中的任务分析（task analysis）概念（Rice & Greenberg，1984），将家庭治疗历程以"任务"（task）为单位加以分段，每一个段落中都有至少一个欲达成的目标/任务。在一个3—5分钟的会谈过程小段落中，治疗师会有一系列"常有的作为"，也会将当下"案主的反应"纳入考虑，做出微调与修正，在达成阶段任务的目标后，让治疗能继续进展。这样呈现是希望能以更贴近互动的观点来探讨治疗历程中治疗师的作为。作为入门级教材，本书将介绍五项家庭治疗历程的基本任务，协助治疗师知道在家庭会谈中可以做些什么来促进改变发生，帮助家人修补关系。

第一节　协助家人投入治疗

　　家庭治疗并不是从全家人安静地坐在咨询室里等着治疗师走进来开场开始的。通常会有一个人打电话来求助，例如担心青少年儿子行为问题的妈妈，或是担心先生外遇的太太。他们通常希望治疗师单独和某个"有问题"的人［所谓的"被认定病患（the identified patient）"］好好谈一谈，了解"他的内心究竟在想什么"，设法改变他的行为，或者告诉来电者该怎么做。当治疗师请来电者邀请其他家人出席会谈时，来电者往往很为难。他们可能会坚定表示："绝不能让先生知道我打电话来"、"儿子一定不肯来"。于是初学的家庭治疗师双手一摊，嘟着嘴向督导表示："家人不会来"、"很难进行家庭治疗"。

　　家庭治疗就从第一通电话开始。让来电者意识到家人参与的重要性是治疗师的任务，因为通常没有人会因为小孩不肯上学而知道"我们需要家庭治疗"。要让着急、生气的家长接受不肯上学的小孩不完全是"懒"或"故意"，而是"心理有困难"，让家长愿意带孩子接受心理咨询/治疗，已经是跨了一大步了。现在我们要让家长愿意接受"不只孩子心理有困难，其他人也会受到影响，需要家人一起帮忙才能拉他一把"，更需要再跨一步。这是家庭治疗师必须具备的基本能力，否则家庭治疗无从开始。问题是教科书和老师上课多半没教这个部分，许多新手家庭治疗师不知如何着手。

　　针对一位案主的个别咨询当然也需要建立可信任的治疗关系，不过当咨询室里同时坐了不只一人的时候，建立治疗关系这项工作会变得更困难些，尤其是来接受家庭咨询的家人往往意见相左，当治疗师想帮其中一方说话时，一不小心很容易得罪另一方，弄得动辄得咎，动弹不得。

从个人归因到系统观点

要协助家人投入治疗,治疗师第一步需要将焦点从"有问题的某人"拓展到身边的人身上。要做到这件事,Michael P. Nichols(2011)建议可以询问来电者:"这个问题如何影响到家中其他成员?"把这个问题问得更细一点,我们可以问:

> "当孩子早上不肯上学(或其他任何问题行为),通常是谁来处理?"
>
> "你/他怎么处理?"
>
> "有效吗? 孩子的反应是什么?"(当然不会太有效,否则就不会打电话来求助了……)
>
> "你们会不会担心,孩子这样下去不是办法?"
>
> "孩子的问题会不会造成你或其他家人的困扰?""什么困扰?"
>
> "其他(家)人怎么看这孩子目前的状况?"
>
> "你先生同意你处理孩子的方法吗?"(或是:"你同意你先生处理孩子的方法吗?")[1]

如果打电话来的妈妈告诉你,孩子的弟弟也开始不想上学,她很担心弟弟会受哥哥的负面影响,而先生主张对孩子严格些,但妈妈不想看到爸爸和哥哥常起冲突,所以不敢告诉爸爸太多,也不希望爸爸插手管教,那么治疗师可以预料,这样下去一定会使妈妈压力更大、更孤立无援。于是家庭治疗师可以对妈妈说:"看来哥哥的状况已经影响到家里每一个人了,所以我想邀请所有人一起来会谈,了解每个人对这件事的看法,和大家一起商量,怎样可以帮助哥哥走出目前的困境。"

如果妈妈坚持先生不会愿意来(或是太忙没空来),治疗师可以通过妈妈了解先生

---

[1] 这些问句正是 R. D. Laing 提到的"praxis"的应用范例,让与求助问题相关的家人互动模式浮现出来,也就是"谁对谁做了什么,怎么做的"。

不来的可能原因，毕竟妈妈一定比治疗师更了解先生的状况和可能反应。然后治疗师可以向妈妈说明先生对解决孩子问题的重要性，和妈妈一起商量如何能将先生邀请进来。如果治疗师能让妈妈理解家人出席的重要性，同时帮充满无力感的妈妈打打气，妈妈往往可以变得有力量，顺利促成第一次家庭会谈。

是家庭没准备好，还是治疗师？

身为督导，我们常常听到新手家庭治疗师无奈地抱怨没有家庭治疗个案，因为"找不到家庭愿意治疗"。经过抽丝剥茧地询问，发现治疗师自己心中有许多恐惧，不知不觉设下许多限制。有些新手治疗师怕家人当场吵起来，所以不敢请母子同时出席，但其实，在咨询室外等候的妈妈，每次会谈结束都急着在门口告诉治疗师很多事情，欲罢不能。或是治疗师怕家长在咨询中会不停责骂子女，孩子会更退缩，所以迟迟不愿让家长进入。治疗师对督导说："因为我妈妈就是这样，我不知道如何招架这种妈妈！"现在我们慢慢理解，如果"找不到家庭愿意治疗"，很可能是因为"治疗师心里还没准备好要进行家庭治疗"。如果准备好了（包括心理建设及实际邀请工作），家人自然会在咨询室微笑端坐，等治疗师走进去开场。

对，我们的意思就是，如果"家庭治疗很难"，最难的部分在治疗师的心态。治疗师对系统工作信心足够，走到哪里都可以做，毕竟哪个案主没有家人？什么求助问题不会牵涉系统？如果信心不足，无论治疗历程碰到什么状况，都会立刻怀疑："是不是先分别做一阵子个别治疗，等各自都整理好了，才做家庭？"这样当然很难成为真正的家庭治疗师。

一步步赢得家人的投入

当然有时也会碰到挑战。我曾经听同事说，她处理一个目睹父亲自杀身亡后不肯开口的孩子时，家人拒绝让孩子接受咨询，于是心理师和社工一起家访，趁社工和家人谈话时，心理师在客厅的另一个角落和孩子用艺术媒材交谈，逐渐帮助孩子开口说话，家人看到十分惊讶，遂愿意让孩子接受固定咨询，随后心理师每次会谈之后，会主动和家人说明孩子的咨询进展，家人也逐渐卸下心防，开始告诉心理师这段时间家里每个人的辛苦，家庭工作于焉展开。

我们提这个故事并不是要说明艺术媒材的神奇（艺术媒材当然神奇，不过这不是本书的焦点），或是和社工一起家访的必要（有些心理治疗师愿意出访，有些不愿，这似乎是一个工作方式上的个人偏好，在这件事情上我们没有立场），而是要说明有助于投入治疗的几个元素。第一是成效，如果家人有机会看到治疗工作真能帮到家人，他们接受的意愿自然就会高些，所以尽力让家人看到初步成效，有助于其他家人更投入。因此，有时我们会策略性地和某一个人先开始会谈，创造初步的改变，然后再设法把其他家人邀请进来。

第二是信任，心理师展现出的沉稳和力量，对焦虑、不知所措的家人是很大的安慰，所以会愿意信任治疗师的建议。尤其是，来求助的家庭往往已经面临挑战或陷入困境好一阵子了，身心俱疲，失去希望，如果治疗师能在第一次会谈就让家人感受到改变是可能的，方向是具体的，自然可以重燃家人希望。只是治疗师要能展现出"沉稳"与"力量"，有点像要从卤水结晶出盐，需要一点时间和精炼，这并不是一个可以模仿速成的技巧。治疗师自身的生命历练、面对挑战时展现的勇气，以及处理困难个案的经验，都能让治疗师逐渐沉淀出沉稳与力量。这种特质会在治疗师的声调、措辞、举止、态度中自然流露。

第三是系统思维，治疗师的关注不只在孩子一人身上，还应积极把家人的意见、困难和痛苦纳入考虑，让家人逐渐进入治疗过程中，共同面对家中突发的难关与挑战。

第四是和家人合作，不要对抗。家人之所以拒绝让孩子接受咨询，很可能是出于保护，以免孩子受到进一步的刺激伤害。如果能理解、接纳家人的出发点，家人会感受到治疗师的尊重和体贴，自然愿意透露更多内心的困难，让治疗师进入，而不用担心治疗师批评家人做得不够或不妥，导致孩子出现今天的状况。

有时需要一点坚持

不过就像所有的心理治疗一样,投入治疗不只是一通电话,而是一个持续的过程。有些案主在电话中爽快答应会来,结果会谈时却总是缺席。即使家人全部出席,有些先生也只是配合太太的要求,有些家长认为自己是来"帮忙孩子改变"的。继续在会谈中通过探讨,让问题焦点从一个问题人物、焦点问题行为延伸到身边其他人、其他脉络,使得大家对问题的归因能产生一个新的、系统性的理解,是家庭治疗整个疗程不断努力的目标。因为投入(engagement)是有程度之别的,从"知道"自己和问题有关,到"承认"的确有关,到"深刻体会"自己对问题的贡献,后者显然能让治疗师的话更深入案主的心,让治疗发挥更大的效用。

有时候,坚持邀请需要治疗师相当的信心和毅力。

一位太太寻求个别咨询,想处理和先生相处的问题。她说先生总是做自己的事,很少表达对家庭或生活的意见,结婚20年来,她努力扮演好妻子的角色,却无法了解先生的心意。她的先生虽然没有任何不良嗜好,但她总是和先生有距离感,而且觉得自己被忽略、很孤单。咨询师请太太邀先生一起来谈,太太表示先生根本就不会来,对于邀约先生相当为难。咨询师不放弃,一方面和太太继续进行个别咨询,另一方面持续请太太回家邀请先生。咨询师对太太说:"如果你想要改善夫妻相处,你需要你先生帮忙,不然不容易成功……除非你先生愿意来,我们才会知道先生的想法,才能帮助你们调整相处之道。"

第28次会谈时,先生终于出现了。一开始,他在会谈中从头到尾都是一副"关我什么事"的表情,但一段时间之后,先生总是先穿戴整齐坐在客厅等太太一起前来咨询,展现出相当程度的主动意愿,令太太和治疗师都大感意外。

米纽秦、尼可和李维榕合著的《家庭与伴侣评估:四步模式》中介绍的前两个步骤，也就是"扩展主诉问题"和"凸显维持问题的家庭互动"，正是我们在这里说明的"协助家人投入治疗"的过程。如果有兴趣观摩实际会谈历程中，治疗师如何让讨论焦点一步步从个人转到系统，可以参考书中细腻的案例描述。

邀请家人参与治疗的秘诀，在于紧扣每个家人的需要与关切所在。紧张的妈妈需要有人帮她处理小孩的问题，减轻压力；忙碌的爸爸其实担心孩子的未来，会愿意知道他可以怎样帮忙介入而不会让母子吵得更凶；叛逆的孩子需要向父母争取空间，他需要有人教他学会以成熟的方式争取。如果能响应每一个家人关心的焦点，家人自然愿意投入治疗。

关于协助家人投入治疗，还有最后一个提醒。投入的目标是希望家人愿意多说、说出心里话，不过治疗师愈是急着达到这个目标，反而愈容易适得其反。碰到重要、敏感议题，家人却吞吞吐吐、欲言又止，甚至避而不谈，治疗师不妨给予尊重，暂时给家人一些空间，不要紧迫逼问，另外再找寻机会回去探讨，才不会让家人觉得压力太大。如果他们可以打从心里信任治疗师，稍后自然会畅所欲言。

第二节　探问与进入脉络

在本章介绍的五项治疗师基本任务中,探问(exploration)是其中的核心,其余四项任务的成功与否奠基于治疗师探问的功夫之上。探问得好,治疗的重要性得以凸显,治疗得以开展,家人投入治疗的意愿自然会提高;探问得够,铺陈出对话的契机,家人自然会开始彼此交谈;处理家人冲突时,深度的探问,可以帮助家人重新理解自己、理解对方,自然可以化解彼此间的误会与僵局;探问得巧,家人间尘封已久的情感会有机会再度流动起来,让彼此对关系恢复希望。对一个想从家庭关系脉络中重新理解案主困扰的家庭治疗师来说,像 R. D. Laing 一样采取现象学的立场,探问就是重新理解的关键秘诀。那么如何在家庭会谈中进行深入而巧妙的探问,而不会让人觉得被质询、被审问呢?

探问的功夫

在会谈历程中,案主会提供很多信息;在全家人出席的会谈中,家人会提供更多信息,甚至其中还有矛盾、不一致的讯息。一个有经验的家庭治疗师往往会挑其中的某个部分深入探讨下去,让治疗得以开展,让家人停止重复原本的抱怨和指责,开始说出"不一样"的故事。究竟要如何挑选探讨的焦点呢? 一旦决定聚焦在某个部分,要如何探问才能让案主愿意说出不同的故事呢?

案主打开房间的其中一扇门,里面一片漆黑,看不见里面藏了什么东西,家庭咨询师手上拿着一支手电筒,和案主一起站在门口。手电筒投射出的圆形灯光让人每次只能看清楚房间近处的某个角落，如果直接照向房间深处，灯光就会显得微弱，焦点就会模糊，于是咨询师学会将灯光聚焦在脚前近处，问："这是什么？""如何变成这样的？"等案主和咨询师一起移至灯光下后，才将灯光再向前移动一小步，继续探索。

"手电筒"就是家庭咨询师的探问。探问的灯光如果指得太远，没有聚焦，案主的回答就会变得模棱两可，甚至无法回答。如果每次只移动一小步，案主就比较容易回答。如果咨询师知道如何继续探问下去，不知不觉两人就会探索至房间深处。

选择探问的焦点

家庭治疗要能成功往下进展，治疗师需要知道如何在探问中"选择"和"进入"。要在家人讲的一段话、众多信息中选择一个焦点深入探索下去，治疗师若能清楚自己的意图，就可以将其作为探索方向上的指引。对家庭治疗师来说，最根本的指引就是系统观点，也就是本书第二章介绍的各种关系动力，目的是希望让案主对他们带来的求助问题，从个人的、行为的、症状的归因，转化成关系的、系统的理解（Chao，2007）。除了这个最高指导原则，比较细的指引和治疗师的理论取向有关。对家庭结构敏感的治疗师很快会注意到家人互动的习惯模式，对分化敏感的治疗师会关切每个人情感表达的分化程度，对性别敏感的治疗师会重视性别引发的经验与权力差异，对叙事敏感的治疗师可能会引导案主讨论社会文化主流论述如何不知不觉影响到案主对自己、对家人的看法，以及这些看法会带出的态度与行动。

在这些从粗至细的指导原则的参考视框下，家人讲的每句话，甚至每个用词，都有可能被治疗师评估为"有妨碍，宜避开"或是"有帮助，宜把握"。例如，案主说："我太太有抑郁症，所以她情绪起伏很激烈。"这不是一句系统观点的陈述，所以治疗师选择点头不语。案主稍后说："每当我出差回到家，我太太特别容易发脾气！"治疗师立刻心里很高兴，但仍故作镇定地问："为什么呢？你太太的心情是不是和你出差有一点关系？"

进入家人的位置发言

如果"选择"是治疗师在听家人说话时心中不断进行的评估与聚焦，"进入"就是一门措辞的艺术。问得巧妙，家人自然会透露更进一步的信息；问得不好，轻则案主不回应治疗师的询问，他可能表示不知道，或是顾左右而言他，重则引发案主不悦甚至防卫，治疗进展倒退，需要回去重新建立关系。而措辞的巧妙，依我们的经验，不在于修辞能力，而在于治疗师"发言的位置"。

一个单亲妈妈抱怨念中学的儿子小东不负责任，功课总是忘记带去学校，害她常要去学校替他送作业、向老师求情。治疗师对妈妈说："小东常没做到他原本该做的事，让你很担心他在学校更不容易适应，结果你就不知不觉更想保护他，帮他处理学校的状况。"

上面这段对话发生在一场家族治疗训练课程的角色演练中。我（文滔）示范完了治疗师，扮演单亲妈妈的学生回馈："治疗师说的'不知不觉'很妙，让妈妈自然接受了后面的'过度保护'的讲法，而不会觉得被责备！"学生问我当时怎么想到这么妙的措辞，我不知如何回答，想了一会儿我说："当时我并不是刻意修辞让妈妈容易接受，而是当我对妈妈说话时，我试图'进入妈妈的立场'来描述这个母子互动及其所造成的后果。"因为说话时贴近妈妈的位置发言，也就是米纽秦和费希曼（Minuchin & Fishman，1981）说的"joining"，无论说什么都不会得罪她，容易被她接受。我试图向学生解释：治疗师并不把力气用在绞尽脑汁修辞以说出让案主可以接受的话上，而是对自己的发言位置敏感，"进入案主的位置发言"。

如果能学会随时进入案主的位置发言，治疗师无论如何直白的面质，听起来都会像是爱之深、责之切，因为关心对方、为对方好而必须提醒对方，自然容易被案主接受。家庭治疗师的挑战是：因为要轮流对不同家人发言，所以发言的位置需要灵活移转，每一次发言都站在说话对象的立场，每一句话都说到对方心坎里去。等到更熟练些，家庭治疗师可以学会对太太说话时同时考虑到先生的感受与反应。这时就可以一句话说给两个人甚至全家人听。到这个阶段，会谈就可以进行得很流畅，旁人看来如闲话家常般自然亲切、出神入化。

进入脉络

家庭治疗师通过询问探讨，想要进入的是脉络（context）。脉络就是来龙去脉，发生问题的过程细节，包含事件发生的具体时间地点、事件背景（前因）、后续发展（后果）、行为顺序、牵涉到的人等信息。缺乏脉络，我们容易对当事人及其求助问题出现疑惑、感叹、嫌恶甚至谴责，就像我们看社会版新闻常有的反应。通过收集这些脉络信息，我们对事件的看法和印象会逐渐转化，增加了理解与谅解，甚至会产生感同身受的悲伤与痛苦，表示我们进入了当事人的经验世界。

脉络化（contextualization）有一个魔力，可以让看似突兀、乖戾的行为"有迹可寻"，达到将其正常化的效果。如果一个人走在马路上突然高声尖叫，路上行人多数会侧目绕路闪避，怀疑他精神有问题。不过如果他身边的人随即解释："林书豪刚才又创下新纪录。"众人多半会微笑松口气，觉得这个人真情流露、挺可爱的。家庭治疗师擅长运用细腻的探询，让案主乖戾行为背后的合理脉络浮出水面，让旁人以正常的眼光重新理解其意义，以化解旁人的排斥与批评，争取支持与协助。进入脉络让治疗师避免自己太快陷入病理化的诊断，免使我们对案主的态度与作为受到病理模型的局限。脉络信息充满各种意想不到的机会，让治疗师与家人一起发展出有利于案主的新可能性。

小学四年级的小义在学校多次和同学因小事起冲突，而且情绪久久不能平息，造成同学和导师很大的困扰。同学纷纷与小义保持距离，导师也很头痛小义"爱生气又劝不听"。

辅导老师找小义来了解情况，小义急着解释："是他们先骂我的！"辅导老师问小义他们骂他什么,小义说他们说他"很不识相"。辅导老师再问:"为什么他们这样说你就那么生气?"小义低声说:"因为他们还说我没爸爸,所以我才拿书丢他。"经辅导老师抽丝剥茧地追问,发现几次冲突事件都是因为同学提到爸爸才让小义暴怒的。辅导老师通过导师知道,原来小义的父亲几年前入狱,妈妈在家常向小义抱怨爸爸恶行,使小义对父亲长期累积了一股无处可发的愤怒,被同学一碰就一发不可收拾。

辅导老师向导师解释,小义受母亲影响,对父亲充满愤怒,使他很容易受同学刺激而情绪失控。男导师理解后,觉得小义"需要男性正面角色模范",很愿意对小义付出额外的包容和关心。

从游刃有余到出神入化

如果仔细看,您会发现本书从第一章第一页开始,每一个案例说明都在示范"进入脉络"这个过程。进入脉络就是家庭治疗的核心精神。依我们之见,能够掌握探问与进入脉络的能力,就能成为游刃有余的家庭治疗师,能自然灵活进入不同家人的位置发言,就能成为出神入化的家庭治疗师。

第三节　促发对话

让家人自己交谈起来

在个别咨询时，咨询现场唯一的真实关系只有"案主—治疗师"间的治疗关系，治疗师常需通过检视这段关系的质量（情感转移、反转移……），来推测案主透露的真实生活人际互动状态。如果案主不说话，治疗师得绞尽脑汁努力让案主开口，不然就要训练自己忍受沉默的耐力。而在家庭会谈中，房间里除了治疗师还有许多人，如果一个人不想说，可能还有其他人愿意说，治疗师要考虑的是如何分配时间，让每个人都有机会说到话。

有时家庭治疗师会刻意让家人彼此交谈，治疗师得以往后坐，从旁观察他们之间的互动模式，米纽秦称之为"enactment"①，本书称之为"促发对话"。因为面对治疗师，家人自然会想要呈现好的一面，对于不好看的一面不知不觉会有所保留。如果每个家人都说得头头是道、合情合理、振振有词，会让治疗师一头雾水，不解究竟问题出在哪里，为何看起来好端端的一家人，会出现如此严重的困扰、强烈的争执。当家人开始自己交谈，很快就会彼此引发（trigger），进入平时习惯的互动模式，让在旁冷静观察的治疗师恍然大悟。

米纽秦形容，像是到别人家里拜访，一开始主人在客厅接待客人，大家难免说些客套话。过一阵子彼此熟了，客人跟着主人走进厨房，主人开始自在地讲话，仿佛忘记客

---

① 台湾有译者将 enactment 译为"实际演出"（Minuchin & Fishman，1999），中国大陆的家庭治疗界习惯称"活现"，本书译为"促发对话"，希望将关注重点放在治疗师如何促进家人好好对话上。

人在场。厨房里的样子才是家人平时的样子。促发对话就是让家人在咨询室像在自家厨房里一样自然对话①。

促发对话不但让家庭治疗师有机会观察、评估家人的自然互动,还可以制造机会,让家人平时无法说出口的不满或是没机会表达的情感表达出来,使得家人对彼此的看法开始转变,关系得以修补。所以除了评估家人互动,促发对话也是修补关系的重要工作方法。这个工作方法是家庭治疗过程独有的,在个别咨询的情境下不会发生,也没机会训练,所以许多个别治疗师并不熟悉,使其变成进入家庭治疗的门坎。

基于过去长期的挫折经验,家人常认定对方不会听、听不懂,或不会同意自己的意见,所以往往喜欢对着治疗师倾诉。治疗师受过专业的倾听训练,无论家人说得如何骇人听闻,必然微笑点头、深情注视,自然更容易赢得家人的青睐,所以虽然内容讲的是对方,家人却宁可对着治疗师猛讲,无论治疗师如何暗示(用手指拼命指对方)、明示("你要不要直接和你先生说"),家人还是无动于衷("他应该已经听到了")。这样一来,如何让家人彼此交谈呢?

邀请对方响应

家人朝夕相处,彼此之间总有千丝万缕的联系,一时不知从何说起,结果反而常常无言以对。治疗师要能让彼此对对方的看法和反应产生兴趣、提出邀请,这样才会有机会听对方说。会谈一开始,家人总是从自己的角度各陈己见,然而对方往往愈听眉头皱得越紧,治疗师要在家人陈述的内容里,找到与对方关联的机会,及时邀请对方响应。例如当太太说得愈来愈激动时,治疗师可以问她:

> 治疗师:"原来你这么在意这件事。你的先生知道你很在意这个吗?"

---

① 美国人的厨房多是开放式的,和餐桌连在一起,基本上是家人平时生活起居的空间,和充满油烟的、封闭式的传统华人厨房相比,功能不太一样。

太　　太："他应该知道吧……其实我不确定他知不知道。"

治疗师："你想问他吗？……先生，你知道太太那么在意这件事吗？"

先生也许早已知道（只是无法苟同），也许现在才真正听懂太太在乎的点〔因为这次有治疗师在旁帮忙标示重点（highlighting）〕。无论如何，治疗师可以请先生在听完太太意见之后发表他的想法。如此，治疗师的邀请已经悄悄地打破了平时太太不断抱怨、先生愈来愈沉默的夫妻互动模式，开始有了彼此交流的机会。这样从一个人的倾诉，

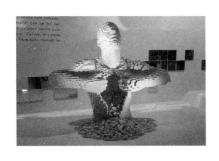

进入两个人的交流，就是家庭治疗的基本过程。在家庭治疗的初期，治疗师基本上不断重复进行这个工作，让家人间开始真实接触，交换观点，让冲突的症结浮上台面，以利后续的修补。这个工作虽然基本，却可以展开后续重要的治疗时刻，所以极为关键，就像 Nathan Sawaya 用小小的乐高积木，可以创造出打动人心的作品一样。

协助家人克服沟通阻碍

如果前面邀请得成功，好消息是——现在家人开始对话了，坏消息是——他们很可能在下一秒就吵起来。也许这就是他们之前为什么不想讲的原因：避免冲突。不过想要包扎伤口，就要先把伤口打开，这样才能清理里面的化脓；想要协助家人修补关系，必须能在够安全、开放的气氛下，把不满和伤痛表达出来。但讲不愉快的事情很容易伴随情绪化的字眼及反应，会很快激怒对方，激起对方防卫，使得对话沦为一场攻防，彼此争辩谁对谁错，甚至互骂对方身心残缺（"没头没脑"、"没心没肺"）。

伴侣或家人之间难免累积不少恩怨，鸡毛小事也可以争执，讲不到两句就音量提高、表情激动，无法好好谈下去。治疗师要能及时看见对话过程的障碍所在，协助家人将其移除。有时问题出在对方说话的口气上，有时是恰好踩到对方重视的价值，有时

是性别差异造成的误解或期待落空，也有陷入意气用事的角力对抗，谁也不愿意先示弱。治疗师必须能向家人指出对话的障碍所在，确认彼此改变的意愿，说明双方各自在哪些部分需要调整，并具体建议如何调整。

出手协助后，治疗师要放手让家人试一试，看可不可以对谈出一个新局面。如果对话之间家人又快要擦枪走火，治疗师也要及时再介入喊停，免得星火瞬间燎原，演变成不可收拾的冲突，甚至冲口而出彼此事后都会后悔的话。如果家人已经习惯陷入争执，即使治疗师协助家人点出障碍、建议调整，家人仍很难停得住，那么治疗师必须暂停原来工作的主题，去处理冲突过程本身，如何处理，我们下一节会比较仔细地讨论。

提炼和对焦

对话如果有助于修补关系，不会是因为把对方痛骂一顿，或让对方也感受一下自己有多痛苦，而是彼此有机会听见对方的为难，听懂对方重视的价值，听到对方在乎自己、在乎这个家、在乎这份关系。有时候家人的表达太情绪化或太琐碎，治疗师要帮忙摘述整理，转译成对方容易接受的表达，让对方顺利收到其中的善意。家人常会挑选对方讲的"最不中听"的一句话加以反驳、解释、攻击，对话立即陷入争论，治疗师要协助家人响应对方讲的内容中对关系修补有用的片段，让对话往建设性的方向发展。有时家人一股脑透露了许多需要商量的议题与歧见，治疗师要衡量议题的轻重、难易程度，让家人从简单的开始讨论，简单的议题成功解决了，才尝试讨论长年无法解决的困难议题。也有家人把家里大小事全部拿来咨询室，要治疗师一一协助，因为在家里无论说什么都会吵。治疗师可以向家人说明，家庭生活里出现不顺心的情况很正常，并不是所有的事都需要治疗，在治疗的有限时间中可以讨论关键的议题，如果解决了沟通的主要障碍，其他的事就可以回家自己讨论。

沟通是很奇妙的过程，听者听到的意思和说者想表达的重点，有时会有天壤之别，这在冲突对立的家人之间更是明显，会使得对话变成平行发展的各说各话，令双方皆十分挫败。这时家人最需要治疗师协助的地方，是找出争执的核心，让彼此可以对焦加以处理。一旦核心争议得以厘清,就能对症下药,让关系走出僵局。

　　一对年轻夫妻,太太抱怨先生和其他女性友人搞暧昧,先生拼命解释他和那些女人只是朋友,婚前已经认识了,却只能令太太举更多例子,愈讲愈激动。

　　治疗师问太太:"当你看到先生和其他女人暧昧时,你内心里有什么反应?"太太说她很气先生不负责任,忘记自己已经结婚、有家有孩子。治疗师问太太:"你担心先生背叛你吗?"太太眼眶突然红起来,生气地说:"背叛家庭的男人是全世界最糟的男人。"

　　原来太太的爸爸在她很小的时候就有外遇,她从小看着妈妈在其中苦苦挣扎,进退不得。"所以当你看到先生和其他女人有暧昧时,你就会很怕他毁掉你们的婚姻,是吗?"先生正想解释,治疗师问他知不知道太太的恐惧,能不能理解这种从小累积的恐惧,会让她很快变得很激动,听不进去他的解释。"所以重点是要能让你的太太不要陷入焦虑,你能帮她吗?"先生听完,勇敢地转头问太太:"我可以做什么,让你知道我只爱你一个女人,我绝不会离开你……"

鼓舞家人继续对话:强调重要性,引发需要,鼓励对话

　　有时家人已经放弃彼此,认定对方不会听也不会改,对于克服万难重启对话意兴阑珊。治疗师若能具体指出障碍,并提供改善建议,有时可以鼓舞沮丧的家人重燃希望。治疗师可以向家人说明对话的重要性,鼓励家人不要放弃,也可以探讨家人各自对现况的不满,提醒问题的严重性,鼓励家人继续对话下去。约翰·高特曼(1999)发现,婚姻能长期维持满意的夫妻有一个特色,就是尽管同样有许多陈年问题无法解决,但总能找到创意幽默、不伤害彼此的方式,让夫妻间的对话继续下去,并在对话中愈来愈了解彼此,愈来愈亲近。持续对话,就是拉近关系的秘诀。

　　如果顺利,咨询师能够营造一个机会,让家人终于能听见、听进去对方多年来不断强调的意见,并且能以不同于以往习惯的适当方式响应彼此,使得两人关系可以进入

新纪元。

许多治疗师发现,对话的困难往往在于无法聆听对方,而非不善表达(Nichols,2009)。如果双方都红着眼拼命各抒己见,对话就容易陷入僵局。如果咨询师能让家人冷静下来,先心平气和、敞开心房听对方究竟想说什么,而不是表面在听,心中却盘算如何反驳,就容易产生打动彼此的深度对话。也就是说,注意调节对话者的情绪状态,创造一个柔软的气氛,是促进良好对话的秘诀。

如果家人在咨询室通过自发性的对话,得到不同于以往的正面结果,那么咨询便从纯知性的讨论与理解,变为一场当下真实交流的经验之旅。如果对话的经验是正面的,家人就会在生活中继续对话下去。对话能继续,关系中难以避免的不满才有机会抒发,伤害才会有机会修补,关系自能长保新鲜。

第四节　处理冲突

新手家庭治疗师的梦魇

家人难免意见不合、吵架，甚至争执不下。在狭小的咨询室看着家人激烈冲突，让许多治疗师不自在。新手治疗师会问："万一他们在现场打起来，怎么办？"

有些治疗师会巧妙地避开这种场面。2001 年在香港浸会大学的叙事治疗工作坊，有学员问迈克·怀特："万一家人在你面前吵起来，怎么办？"怀特以他一贯的绅士口吻回答，他会等他们吵到一个段落时，对他们说："谢谢你们让我看到你们在家里的状况。现在我想谈一谈关于××的议题。"然后他会很优雅地继续根据他的地图工作。换句话说，冲突不是怀特处理的焦点。

另一些治疗师主张积极介入冲突，如果有必要，甚至要让冲突在咨询室现身。1997年，米纽秦带着他当时的新书[1]在旧金山举办公开讲座，他对来现场瞻仰大师的大群观众说，如果要用一句话来说明他的治疗工作，他会说："家人带着一个已经习惯的僵局来，治疗师要设法让家庭失衡，来创造改变的机会。"换句话说，米纽秦不但不介意家人冲突，甚至把冲突视为一个创造改变的机会，主动制造家人间的冲突！

看来要不要冲突又是一项选择。不过在您还没决定心意之前，本书想提供一些心理建设，万一家人在咨询室吵起来，您能稳住阵脚。毕竟冲突的时刻正是家人最需要治疗师协助的时刻。

---

[1] Minuchin, Simon & Lee (1996). *Mastering Family Therapy: Journeys of Growth and Transformation*. NY: John Wiley & Sons.

家庭治疗师如何面对冲突

在华人社会，如果身边有人争执，我们的第一反应往往是跳下去化解张力，避免冲突。许多人会不自觉地岔开话题，有些人会搬交情、讨面子，让当事人吵不起来。如果这样的做法是出于自身对冲突的焦虑，而非治疗性的考虑，对当事人多半不会有帮助。

家庭治疗师不妨记住，冲突不一定是坏事，对来咨询的家人更是如此，也许在面对家人争执时，应比较勇敢地做有用的事。在回顾许多研究结果之后，我们现在知道冲突并不一定具破坏性。高特曼（1994）在他著名的预测离婚研究中就发现，预测夫妻离婚的诸多因素中并没有"争执"。事实上，许多时候家人间不会说出对彼此的不满，华人尤其如此，然而日积月累下来，小不满也可能擦枪走火演变成大冲突，然后对方才恍然大悟："原来你这么在意这件事，而且隐忍了这么久！"冲突提供了一个机会，让平时以大局为重而隐忍下来的感受倾泻而出，使得家人有机会"更新"对彼此的理解，重新链接，就像计算机防病毒软件也要定期更新才能有效运作一样。

所以家庭治疗师会仔细观察家人的争执，是否正在吐露平时说不出口但却是当事人心中十分在意的事情，而对方是睁大眼睛仔细在听，还是表情痛苦不耐，心神早已不在咨询室里。如果说者正掏心掏肺地讲，听者虽一时不见得同意，但反驳的内容的确响应到说者在意的点，这时治疗师可以静静地点头，在心里对自己说："吵得很好，继续，对这件事情你们需要把话讲开来。"这时，冲突就是一种双方都十分投入的"激烈的沟通"。反之，如果说的尽是负气话、人身攻击，甚至是覆水难收的大摊牌（"不然离婚吧"、"下次不用再来咨询了"），治疗师就要及时帮忙踩刹车，免得事后三方（吵架双方，还有懊恼的治疗师）都后悔。

在对立、紧张加剧之前化解其张力

如果是因暴力问题而进入咨询的保护性个案，治疗师需要评估案主目前的危险程度,必要时必须启动社福系统的法律程序(台湾有家庭暴力防治法相关规定),来确保案主及治疗师的安全,不过这已超出本书打算讨论的范畴。

当家人在咨询室中握紧拳头,怒目而视,甚至作势要起身,这时治疗师能做的已经很有限了,但冲突多半不会从握拳开始。当家人之间有意见分歧,双方各执己见、各说各话而毫无交集,这种沟通会愈来愈令双方感到挫败与愤怒,而激动握拳往往是这种无效沟通的后期结果。能冷静观察的家庭治疗师,会目击这种争执如何在很小、很琐碎的地方擦枪走火,在几句对话内张力迅速加强,自己都来不及察觉就已经陷入一场战火。

如果治疗师可以及早看出双方意见上的分歧——表情愈来愈凝重,肢体愈来愈紧绷,以及快速上升的怒气——及时协助双方调整对话,让彼此可以响应对方重视的点,家人自然不需要也没机会激动起来。换句话说,家庭治疗师要处理的"冲突",是正冒出头的意见分歧与无效的沟通过程,而不是已经累积到即将爆炸的不满。

万一这个问题已经累积多时,有一触即发之势,治疗师仍可以通过小心介入,让双方以较缓和的方式重新探讨敏感的议题。只要治疗师不是因为自己对冲突的焦虑而过早打断家人间的对话,介入是必要的。当两人愈说愈激动,已经听不见对方,只是重复各执一词时,治疗师可以用各种有创意的方式中断争执,让双方降温。治疗师可以趁隙转述(reframe)彼此的意见,把其中刺耳的话消毒,把有用的部分提炼出来,让对方可以听见并加以响应。如果双方讲到红眼停不下来,治疗师可以伸出手、站起身,甚至走到门口打开门,然后转头无奈地对正在争执的家人说:"你们反正不需要我也可以吵,等你们想听我说时,再来找我吧!"如果治疗师的举动让家人愣住,治疗师就可以邀请双方深呼吸,冷静下来思考目前的艰难处境,对面红耳赤的双方说:"是不是只要开口讲话,讲不到三句就会吵起来? 在家里也是这种状况吗? 这样彼此一定都很痛苦吧……"治疗师要设法营造一个能让双方冷静反思的状态,这样才可能开启不同于以往、有建设性的对话。

一开始双方必定都很难心平气和听进对方的观点,使得对方愈讲愈激动,更努力想解释自己的立场,却往往把场面弄得更僵。治疗师若能听懂说者究竟想表达什么,其中透露了什么价值或意义是说者特别在乎、重视的,并帮忙传递给另一方,往往会让说者立刻从激动中缓和下来，不致于继续累积张力、加剧对立，因为"至少治疗师听懂了，而且他会帮我让对方了解"。有时候说者气急败坏，半天也说不清楚个所以然，却不断攻击对方，治疗师可以帮助说者对焦，甚至让其说不出口的需要和不满浮上台面，让说者可以讲清楚真正在乎的点，让听者可以加以响应。很多时候，通过治疗师的点醒，说者才搞清楚原来自己在意的是什么，之前跳跃式的抱怨与攻击只是一种挫败的发泄。

　　不管说者讲得多有道理，治疗师都要及时创造一个空间，让说者停下来，对对方的反应表示兴趣，让对方可以加以响应。治疗师可以说："你讲得很有道理，不过你的太太好像不太能接受，你知道为什么吗？你想不想听听看你太太有什么想法？"

从冲突进入重要经验脉络，增进彼此的亲密感

　　有时候说者想说的事，或是他呈现的方式，会踩到听者的痛脚，使得对方反应激烈，这时治疗师要协助说者注意到，对方是否能听他说，协助说者调整自己的用词（及态度），找到能让听者可以听得进去的方式来表达自己的意见。因为说的是自己很在意的事，所以说者往往愈说愈激动、起劲，逐渐陷入自己的世界，却没注意到对方已经撇开头、皱起眉、眼神往上飘。如果治疗师不能协助彼此听见对方，对费尽唇舌的说者和愈听愈气的听者而言，都是一次再挫折的经验。说者下次不会想再多说，听者绝望地认定彼此差距过大，也不会想再听。

　　听者的痛脚自然和他独特的过去经验有关，如果可以，治疗师需要进一步和听者一起探讨：为何他对这个点特别敏感，反应特别激烈？这反应是从哪里来的？如果现在听者知道问题不完全是对方没心没肺、故意气他，而是和他自己源自过去的伤痛也有关（一个脉络性的新理解），那么现在他们可以如何因应，来避免两人再轻易陷入僵局？如此，冲突就从避之唯恐不及的不速之客，转变成增进彼此的了解与亲密的难得契机。

太太对先生给予她关于工作上的任何建议总是反应十分激烈，先生觉得莫名其妙，太太觉得被批评，直觉立刻想反击。治疗师问太太："常有被批评的感觉吗？""最常被谁批评？"太太脑海里浮现的是父亲冷峻的脸。太太含泪说，从小如何在父亲的要求下努力，永远都达不到他的标准，虽然念大学时每年拿书卷奖，心里却觉得自己一无是处。

先生平静地听太太说这些，眼神透露出心疼。治疗师要太太转头看看眼前的先生，学会分辨先生的意见和父亲的批评不一样。太太定睛看了先生半晌。治疗师也提醒先生，现在知道了太太对工作表现上的批评特别敏感，下次如果要给太太意见，一定要格外温柔。先生体贴地点点头。

有时家人会告诉你，他们在家里争执会一发不可收拾，所以不愿意在家吵架，这种顾虑是有道理的。一开始家人还无法完全掌握"交换不同意见的艺术"，但沟通又是必要的，所以在咨询室吵比较安全，必要时治疗师会跳进来协助。治疗师可以提醒家人暂时不要在家里吵，有歧见可以到咨询室来谈。

第五节　促进关系

他们原本已经相爱，我们只需要帮他们把爱找回来

家人，无论如何吵还是一家人。即使夫妻/伴侣可能会决定分手，但在一起多年后彼此间仍有一定的感情。家人争执不休，可以视为"对彼此很在乎、很关心、不放弃"。所以在家庭治疗中，治疗师可以协助家人把潜藏在彼此心中的爱找出来，让彼此记起，除了争执，他们还有很多正面的经验。这些正面经验会让彼此的争执变得不那么具有威胁性，让他们更容易找到方法化解争执，甚至可以放下争执，觉得那些争执没有什么大不了的。

春天的花园，土壤里的种子被埋在一层冰雪之下。家庭治疗师的任务是把上层的冰雪移除，用暖风和铲子让土壤恢复生机，绿芽自然可以冒出头来。家人、伴侣之间原本已经彼此相爱，我们只需帮家人把爱找回来。治疗师并不需要也不太容易让不相爱的家人爱上对方，只是要让原本在地下暗流涌动的爱浮上地面，所以这项任务没有想象中困难。

家庭生活里总有一些美好的片刻，探询这些经验可以让家人的表情和会谈的气氛立刻舒缓下来。这些经验或事件会提供许多信息，透露出家人间情感联结的程度。例如：

问伴侣：

"当初对方最吸引你的地方是什么？"

"对方曾经做过最让你感动的事情是什么？"

"日常生活中,你们之间有没有一些例行活动或举动,让你感受到对方的爱,像是出门前的飞吻、一起用晚餐……?"

问父母:

"孩子有没有让你觉得可爱的地方?"

"有没有一起相处的愉快经验?"

"孩子有没有对你做过一些贴心的事情?"

问孩子:

"爸爸/妈妈有没有为你做过什么事情,让你很开心?"

"当爸爸/妈妈不在身边时,你会不会想念他?"

"你知不知道爸爸/妈妈担心你、关心你、爱你?"

从这些经验中,治疗师可以提炼出家人情感联结的证据,让家人更确认彼此是相爱的。

努力让冰封之下的爱再次出土

家人可能轻率回答:"根本从来都没有!"但如果治疗师深信家人之间必然有爱,继续仔细询问很可能会找出来,只是家人忘记了或没当一回事。即使家人嘟嘴抗议:"以前有,可是现在都没了!"治疗师还是可以假装生气,用幽默的口吻转头质问另一方:"是吗? 现在都没了吗?"若对方急着辩解,治疗师可以提醒他:"那你知不知道你做这些,有打动对方?""现在你知道了原来你做这些对方会那么开心,那你愿不愿意为他多做一点?"如果家人被彼此的争执弄得一肚子气,一开口总是说不中听的话,治疗师还可以再问当事人:"现在坐在你面前的这个人,还是你当初欣赏的那个人吗?""虽然有许多不愉快，现在你心里还在乎对方、爱对方吗？"以此帮助家人重新联接过去曾有的正面情感。

如果家人红着脸点头表示"我的心里还在乎他/爱他"，治疗师一定要及时协助另一方好好响应，免得错过这个重要的片刻。因为当一个人在家人面前勇敢表露自己的情感时，一定会处于非常脆弱敏感的状态，如果对方没有温柔响应，下次恐怕很难再有勇气开口。如果对方也回以自己的情意表白，那么这个咨询中的经验也将成为家人之间的美好片刻，让彼此的情感联结更稳固。

在家人的争执冲突中，治疗师也有机会看到正面情感的暗流。家人的激烈指责可能透露出对对方的担心，家人的唠叨不休可能透露出对对方的关切。如果治疗师能让这些正面的情感浮上台面，让指责唠叨者意识到自己对对方的在乎，让被指责唠叨者能接收到对方的爱，那么对彼此的看法和感受立刻会很不一样，调整彼此的行为、松动原本的僵局也会变得容易许多。治疗师在面对、处理家人间的冲突时，除了设法移除沟通的障碍，同时也要对关系中的正面情感联结高度敏感，随时将其捕捉、放大。如果能让冲突中的家人确认彼此的善意，比较能安心、开放地听见对方想说的、不同于自己的观点，自然有助于化解冲突。

在此过程中，治疗师会运用"正面释意"，来帮助家人把讲出来的气话过滤、消毒，提炼出有用的话，使另一方比较容易听进去，同时协助他以较好的方式响应。但出于治疗师自身焦虑的正面释意，往往会演变成"帮双方说好话"，家人不会接受，心里会觉得："没有治疗师讲得那么好吧！对方好像没有这么友善！"正面释意还是要贴近家人说话当下的心理位置，虽然要点出正面的部分，但仍需真实呈现家人原本的观点。

看见华人文化里的丰富情感

适时表达自己的情感对于重建家人间情感联结很有帮助，坊间有许多书籍和课程协助我们学习如何说话来表达善意的情感，修饰负面①、激烈的情感。不过如果太太上完课，回去要求先生多说肯定赞美的话语，有些先生会反弹："为什么不看我已经做了那么多！为什么一定要逼我说我不习惯说的话！"结果反而陷入冲突或性别刻板印象的僵局："女人就是爱听甜言蜜语，结果被油嘴滑舌的男人骗得团团转"，"男人就是固执，打死不肯吭声"。

如果我们对于情感表达有一套既定的想象，那么当伴侣或家人没有照样做时，我们就会失望、生气，一阵子后就绝望、放弃，不再期望在情感中得到滋润。很不幸地，小说和电视剧往往有一套大同小异的表达爱的方式，使得我们耳濡目染，形成我们心中的标准，不知不觉用这套标准检视家人、伴侣对我们的表达。许多较传统的华人家庭更是认定情感表达是西方的玩意儿，要我们对家人真情告白肯定别扭又尴尬。不过难道华人的家人对彼此没有情感吗？表达情感只有说肉麻话一种方法吗？那么文献上所说以及我们都同意的"华人家庭特别重感情、重关系"的部分去哪里了？

朱自清的《背影》描述一位父亲努力爬过月台，塞个橘子到火车里的儿子手上，一个皱巴巴的橘子深深打动了一个民国初年的游子和几个世代的读者。台湾有个电视广告，老父亲骑着破机车去车站接女儿回家，镜头里，父亲面无表情地骑着车，后座的女儿抱紧父亲微驼的背，潸然泪下。

我们有一个好友是家庭治疗师，学了家庭治疗后，意识到家庭对她有很多伤害，回家和妈妈大吵了一架。母女冷战了整整一个星期后，她看见餐桌上放了一盘水饺，就坐在餐桌前崩溃了，因为她知道，那是妈妈向她表达的歉意。

如果我们能不拘泥于一套固定的表达，同时相信华人家人间也存在对彼此的深刻情感，也许我们就会在许多不经意的地方，惊喜地发现家人间丰富的情感，然后协助家人让情感在他们之间重新流动。这样的片刻，是家庭治疗师最有成就感的时刻，会觉得自己是货真价实的助人者，对这个世界有一点贡献。

---

① "负面"情感泛指可能造成负面结果的情感，但笔者不认为情感本身有正、负价值可言，纯粹是知觉状态的反应。

肢体接触的温柔力量超乎想象

另外一个修复关系很有力量的途径是肢体接触。无论是夫妻还是亲子之间，如果在争执的当下或稍后伸出温柔的手，就可以立刻无声而明确地将爱传递给对方。治疗师可以鼓励家人通过眼神注视、靠近坐、牵手、轻抚肩背、拥抱，融化彼此意见上的分歧，让对方感受到爱。

秘诀很简单，难在愿意跨出第一步，将尴尬的手伸向对方。而当一方开始尝试时，治疗师要及时鼓励对方温柔响应，避免让才鼓起勇气的尝试者受挫，再也不愿意试了。如果双方真的在咨询室牵起手、轻抚对方、拥抱对方，所有在场的人永远都会记得，那一个充满片刻咨询室的温柔感受。

掌握要点，加以熟悉，然后放下

交代了家庭治疗的五项基本任务，希望能帮助您跨出第一步，开始累积系统工作的经验，培养出信心。我们在写的时候，是根据过去实务上碰到的具体状况将其逐一呈现，并不是按照理论或哲学概念做文章，如果您读完仍然没有看到对实际从事家庭工作有用的要点，您应该是错过了。也许家庭治疗不是您的菜，所以没有什么反应，也许您该考虑换条路走。或者您想回头再读一次，那么试着边读边想象咨询现场可能发生的情况，也许画面会具体一些。

上面的要点实属心法，需要您细心体会其中奥妙，掌握其中要点，经过不断练习，假以时日自然能上手，然后在面对各种家庭时顺随脉络，自由发挥，心中不再挂念现在要用哪一招。记得要把全副心神放在听家人说、看家人互动上，这样才能逐渐进入"游刃有余"的状态。这样再过一阵子，说不定会有机会听到别人说，您的工作已达"出神入化"。仅仅依样画葫芦地模仿这些做法，是不会成为成功的家庭治疗师的。

在学习与练习的过程中，有时需要督导的协助，才能看见自己的盲点，突破自己的局限。有些督导善于打气，能激励初学者再接再厉；有些督导善于说明，让学习者容易掌握要点；有些督导善于点醒与刺激，让学习者不至于自满自限。至于自己需要哪一种督导，就要根据自己的智慧来分辨了。

然而这五项只是根本任务，让家庭治疗得以开展。随着家人愈来愈信任您，会谈愈来愈深入，家庭治疗师会有机会听到许多闻所未闻、匪夷所思的故事，处理千丝万缕的情感纠缠，面对代代相传的沉重教条、成见、家族惯例与社会文化，让家庭治疗师必须绞尽脑汁、费尽心力，才能和家人一起找到解决之道。虽然过程充满挑战，这却正是家庭治疗的迷人之处，吸引一代代勇敢的灵魂投身于这一门功夫。

参考文献

（中文）

• Minuchin，Salvador & Fishman，H. Charles 著，刘琼瑛译（1999），《结构派家族治疗技术》（Family Therapy Techniques），台北：心理。

• Nichols，M. P. 著，邱珍琬译（2009），《倾听：让关系更美好》，台北：远流。

（英文）

• Chao，Wentao（2007）．Tracking the movement of therapeutic change process：A qualitative analysis of therapy with Taiwan families. Ph. D. dissertation，University of Hong Kong.

• Gottman，J. M.（1994）．*What predicts divorce？：The relationship between marital processes and marital outcomes*. Hillsdale，NJ：Erlbaum. • Gottman，J. M.（1999）．*The Marriage Clinic*. NY：Norton.

• Nichols，M. P.（2012）．*Family Therapy：Concepts and Methods*. 10th Edition. NJ：Pearson.

• Rice，L. N. & Greenberg，L. S.（1984）．*Patterns of Change：Intensive Analysis of Psychotherapy Process*. NY：The Guilford Press.

第四章

会谈过程：
开启关系修复之旅

　　现在我们要进入会谈室，和治疗师一起经历家庭会谈的历程，看看可不可以开始看见我们努力想看见的东西。而且这次我们暂时不用忙着担心下一句要对家人说什么，可以仔细欣赏治疗师怎么处理。

　　不过我们愈来愈不知道该如何解释，为何治疗师看似没做什么大不了的事，家人却明显变得不同，就像很难和不会游泳的人解释，游泳可以一点也不费力，只要你掌握了诀窍。

　　熟悉了各种关系动力和治疗师的基本工作原则后，家庭治疗的学习者需要以案家为师，逐渐锐化自己的临床知觉，畅化自己的介入执行。这一章我们会呈现一个包含九次会谈的治疗过程，协助您对前面三章的内容产生更深一层的体会。如果您开始欣赏会谈过程的细腻点滴，也许您也会爱上这门功夫。

　　这个家庭中，父母亲在十多年前离婚，接着父亲过世，目前家里有母亲和两个女儿。母亲已退休，妹妹在 10 年前离家工作并独自居住，姐姐 32 岁，被诊断有饮食疾患。自从妹妹搬出去后，姐姐一直陪伴在母亲身边，不曾离家。

　　姐姐给治疗师的印象是非常文静，在母亲身边总是低头不语，身材因为饮食问题而显得骨感，端坐在座椅最前缘，两手交叉紧握，脸上没什么表情，也很少变换姿势。母亲说话明快直接，不经修饰，大嗓门带着爽朗的笑声，和她的女儿形成强烈的对比。

第一次会谈

第一次会谈只有姐姐和母亲两人出席。姐姐当时住院接受治疗，母亲来医院和姐姐会合。母亲迟到了 20 分钟。她先向治疗师道歉，抱怨交通状况，然后抱怨病房护士不让她带姐姐下来，让治疗师立刻感受到母亲直接而具批判性的一面。当母亲忙着抱怨时，女儿低头不语，任由母亲不断说下去。治疗师想让姐姐开口：

> 治疗师：（问姐姐）你跟妈妈多久没见面了？
> 姐　姐：没多久。
> 妈　妈：我们常见面啊！
> 治疗师：住院以后也还是吗？
> 妈　妈：我几乎……
> 姐　姐：两天就来一次。（笑）
> 妈　妈：嗯，几乎，应该是几乎天天都有来，只有……
> 姐　姐：只有昨天没见面。
> 妈　妈：昨天跟前天。

才几句话就透露了母女之间相依为命、密不可分的关系。治疗师继续探索：

> 治疗师：（问妈妈）你对我们这个会谈有什么想法吗？你觉得为什么我们要一大早特地来会谈呢？
> 妈　妈：就希望把她医好嘛！她心里有什么问题，就讲出来化解掉嘛！

治疗师：所以你想要听她讲一些她心里的话？

妈　　妈：也是这样啊！住在这边情况怎么样？心里的感觉怎么样？那天你跟我说那个吃饭的事情，结果呢？

治疗师：（问姐姐）那你呢？你刚刚听妈妈这样讲，你自己的想法是什么？为什么要来会谈呢？

姐　　姐：就听我妈妈心里在想什么，然后还有，看这边治疗的状况，对。

治疗师：说来说去，你们两个人的期待都一样，都希望对方说心里的话。妈妈和姐姐都笑了。

治疗师：（问姐姐）所以听起来你参加治疗是因为妈妈啰！

姐　　姐：有一部分是。

治疗师很快地从妈妈和姐姐的话里，听见母女之间的联结，也得到了姐姐的确认。接着母亲的手机响起，在母亲讲电话时，姐姐开始透露她的压力：

姐　　姐：饮食问题当然是一个很大的困扰，因为要花那么多时间在食物上，就会影响到生活作息，所以我常常都弄到很晚才睡。我当然也很想把它改过来，所以我妈不完全是我住院的原因。

治疗师：你期待你自己出院后会和以前不一样。

姐　　姐：嗯，不要再发生催吐的情况。作息上，因为在医院有调整，尽量能够让生活更规律。我妈都叫我要早点睡，不要再吃了之类的，我就又会有一种想反抗的心态，这样会吃得更多或弄得更晚。

治疗师：你告诉过妈妈这些话吗？

姐姐摇头。这时妈妈讲完了电话。

妈　　妈：什么东西？

姐姐沉默。

治疗师注意到这对母女之间一个有趣的互动：当母亲讲电话时，姐姐可以表达自己的感受，也承认和母亲的关联，然而当母亲接完电话要听她说的时候，她反倒沉默不语了。治疗师试图鼓励姐姐对母亲表达自己。

> 治疗师：（对姐姐说）我不知道刚刚是不是因为妈妈在讲电话，所以你才有办法把这些说出来？
>
> 姐　姐：嗯。（点头）
>
> 治疗师：她现在没有讲话，听得到我们说话，你要不要跟她说说你刚刚告诉我的那些话呢？
>
> 姐　姐：嗯。（沉默）
>
> 治疗师：可以吗？
>
> 妈　妈：有话就讲啊！什么事都要敞开心胸讲，你不讲我也不知道你在想什么。
>
> 姐　姐：当我在暴食的时候，我知道你是在关心我，叫我不要吃啦，早点睡啊，不要弄得太晚啊！当你说这些话的时候，我当然知道是对的，可是心里会冒出一种反……
>
> 妈　妈：反抗的心理。
>
> 姐　姐：反抗的想法，反而我就会吃更多，或者搞得更晚才睡。
>
> 妈　妈：可是妈妈每次说完了之后就没有管你啦！我就只是这样顺口讲一下，就进房间啦！
>
> 姐　姐：对啦！我知道，但是我就会顺……
>
> 妈　妈：就让你自由，我又不是坐你旁边，让你有压力。
>
> 姐　姐：（沉默）

　　母亲字面上的鼓励，反而让姐姐沉默下来。治疗师知道需要给姐姐一点帮忙，才能让这对母女继续往前走。

> 治疗师：（对姐姐）你在说这些的时候，是有很多感受的。

姐　姐：(点头,眼眶红)我并不是真的想要坐在那边一直吃或一直看电视,可是我妈说话,我知道她是关心我,但我就很莫名其妙地觉得生气,然后就会又开始吃了,弄到很晚才睡觉。

治疗师：(转向妈妈)妈妈,你第一次听到她这么说吗?

妈　妈：嗯。

治疗师：我想饮食这件事只是代表她长期以来的一些感受,也许是不大知道怎么去表达。不过,我觉得今天有一个很大的不同是,你(姐姐)好像比较可以去表达自己,妈妈好像也比较能停下来听这些话,我想这对你们来说都是很重要的。

妈　妈：(脸上表情柔和起来)她现在大了,我是比较不太管她了。以前她小的时候,我当然管得比较多嘛!

治疗师：所以你对她刚刚说的话有一些想法。

妈　妈：(点头)我比较啰唆,管得比较多吧!在她比较小、还读书的时候,比如说不要乱交男朋友、放学早点回来,就是要好好读书,其他方面她也没有什么叫我操心的,因为她真的很文静。我叫她不要乱交男朋友,不要受骗了,外面很多坏人。她们那时候的想法是:怎么会有坏人呢?没什么坏人啊!我说坏人不会写在脸上,等他露出狰狞的面孔,已经来不及了。我看太多了,所以我会提醒她们,大概她们那个年纪反抗心比较强吧,就不喜欢听,只是勉强应付,但她从来不会跟我顶嘴。

　　治疗师感觉这对母女的话都只说了一半,还没有说出她们这些想法和经验背后的脉络。治疗师试图进一步探索:

治疗师：你们刚刚都开了个头,但我觉得好像还有东西是你们没有说出来的。有什么是你们担心的吗?

母　亲：(停顿)她们小时候很怕我,因为我离婚了,我又要上班又要管教她们，所以管得很严。

姐　　姐：（沉默）

治疗师：（对姐姐）你好像很怕说些什么，是怕伤害妈妈吗？

姐　　姐：（点头）

妈　　妈：那应该没关系啊！你讲啊！我什么都可以接受的。

治疗师知道姐姐心里有话，但不敢直接对母亲说，趁着母亲已经表达了开放的邀请态度，治疗师继续帮姐姐开口：

治疗师：（对姐姐说）你知道吗？你妈妈正在做一件很不容易的事，她在支持你表达自己。

姐　　姐：我妈也是很压抑的人。小时候（开始哭）她跟我爸分开后，受的伤害也很大，所以她开始酗酒，就是因为她要保护我跟妹妹呀，在外人面前都装得很坚强，不能让别人觉得她是弱者（妈妈拿卫生纸给姐姐），但她内心还是个女人，有一部分还是很软弱的。（妈妈开始掉泪）她在别人面前都表现出是一个坚强的女人、带着两个小孩的妈妈，希望让我跟妹妹过得很好，她内心的情绪必须在喝了酒、把自己麻醉了之后才能显现出来。小时候，因为我比较像爸爸，所以她喝酒之后就会打我，说我就是爸爸之类的。小时候我比较不谅解她，觉得虽然我是爸爸生的，但我爱妈妈，后来妈妈酒醒了，她还是不会跟我道歉，她说那也不是她想做的。我知道妈妈很爱我，当她不喝酒的时候都很好，可是一喝酒就失控，酒醒之后，又有很多都不记得。我们希望在她喝醉前先叫她不要喝，但是长大后觉得那是她情绪宣泄的方法，就不会再强制叫她不要喝酒了，就让她喝。

妈　　妈：她们当然不了解我怎么会这样。她们想，离婚了，吵吵闹闹的情况应该就没了。但是她爸到我的办公室吵，让我非常难堪，都要疯掉了。

> 治疗师：(问姐姐)所以妈妈在以前就吃了很多苦，是吗？
>
> 姐　姐：(点头)
>
> 治疗师：这个苦，和你一直留在她身边照顾她有关吗？
>
> 姐　姐：嗯。我觉得我需要照顾她，不然她太苦了。

　　姐姐的一番话透露出，她多年来在母亲身边，看着母亲在离婚的痛苦里挣扎，即使母亲酗酒失控、打她伤她，她也不忍心离开母亲。母亲的苦让这个忠心的女儿走不开、放不下。现在问题是，母亲能够体会女儿的不舍吗？她如何响应女儿强烈的情感呢？

> 母　亲：我知道她有这个想法啦！她有表现出来。不过她现在长大了，又得
> 　　　　了这个病，再加上有时候工作不顺遂，就又加重了。
>
> 姐　姐：嗯……在工作上遇到不顺利是一定会有的，我又不喜欢跟人家起冲
> 　　　　突，所以我的饮食有一部分也是……嗯……回家看到妈妈……(小
> 　　　　声)，所以就……

　　当母亲把姐姐的问题归因于工作时，姐姐就不愿再说了。治疗师想鼓励姐姐突破，让妈妈听见她的心里话。

> 治疗师：你可以面对妈妈吗？
>
> 姐　姐：(低头，笑而不语)
>
> 妈　妈：可以啊！
>
> 治疗师：可以吗？
>
> 妈　妈：你是说讲话要面对，还是怎么样？
>
> 治疗师：我是指她现在有些话想跟妈妈说，但又好像有点困难。
>
> 姐　姐：(抬起头看着妈妈，眼眶开始泛红)
>
> 治疗师：光是面对，你们之间就有这么多感受……(对姐姐说)你看，这30年
> 　　　　来，她一直在你身边，连你到医院了，还是每天都来看你。你的母

亲,我知道你看着她会有很多感受,所以有时候你不大敢直接面
对她。

姐　姐：嗯。

治疗师：我知道你刚刚说了心里的一些感觉,其他的部分呢?

姐　姐：就是,我吃东西并不是吃得很开心才吃,刚开始可能还吃得出那个
味道,可是后来慢慢吃了就没有味道了,而且有时候我会愈吃愈气
自己,为什么停不下来,觉得自己好像很没用,不是个正常人。我常
常会想,如果自己很正常,不会坐在客厅暴食的话,就可以回到以
前,因为我跟我妈以前常躺在床上聊天。

治疗师：你说这些的时候,有办法看着妈妈吗?

妈　妈：有,我听到了。

姐　姐：(抬起头)以前我很小的时候跟我妈睡,我们就会躺在床上一起
聊天。

妈　妈：对。

姐　姐：那时讨论以后我想出国啦,或是聊聊天,谈她退休后想环游世界,在
我还没发病前,我们都很快乐,可是当我得了这个病,就变成我坐在
客厅吃东西,然后我妈一个人在房间里。

于是这对母女开始有说有笑地谈她们过去的生活。当回忆起这些久违的母女情
谊时,姐姐的姿势开始有明显的不同,原本僵硬的肩膀变得放松,不再面无表情、皱着
眉头,开始露出笑容。不过妈妈很快又回到姐姐的问题上……

妈　妈：生病之后,她的个性有点变了。

治疗师：什么意思?

妈　妈：就是说,叫她做什么事情,她好像听不进去。

姐　姐：(沉默)

治疗师：我在想,这里会不会有一个很矛盾的地方,好像她要像小时候那么

乖、那么听话,才能让你们像以前一样亲近?

姐　姐:(点头)

妈　妈:喔,那不需要啦,长大了啦! 要像小孩子那样,是不可能的。

治疗师:而且妹妹现在又出去了,所以她就要连妹妹的部分一起乖。

姐　姐:(点头)

妈　妈:那不用啦! 其实你那样太累了。她是她,你是你。

治疗师:(对妈妈说)但她从小就很敏感地去观察你的表情,你什么时候是高兴的,什么时候是难过的,对她来讲比什么都重要。

妈　妈:对啊! 我也发现了的一点就是,以前只要她在学校做了什么不好的事,她就会去把家里打扫得好干净。

治疗师:你怎么看她这个举动呢?

妈　妈:我心里想,她好像是要拿这个来补偿我,让我心里高兴。

治疗师:所以你知道,只要发现有什么可能让你不开心,她就会去做别的事让你开心。

妈　妈:我也没有责备她啊! 她都这样弥补了,我就没有再苛责她,说下次努力点,就这样。

治疗师:(对姐姐说)你真像一颗行星绕着妈妈在转。

妈　妈:(问姐姐)是不是这样啊?

姐　姐:(点头)我就尽量不做她不喜欢的事。

治疗师:可是孩子长大的过程中,一定有一些父母亲不喜欢,可是她们偏偏就喜欢的事。

妈　妈:我现在都不管她们了,她应该知道啊! 像她妹妹那样,我也不管啦!

治疗师:那我就不懂了,为何妈妈都说她不管了,你却还一直困在里面。

姐　姐:(笑,摇头)

妈　妈:对,我也不晓得,她应该明白啊! 对呀,我不管啊!

治疗师:(问姐姐)你好像不太相信这句话。

姐　姐:(点头)

妈　妈:可是你要看我对你妹妹啊! 我不管她啊! 她生、她死、她活,我不再
　　　　理她啊!

　　妈妈拼命强调自己很开明,但姐姐显然感受到不一样的讯息。是因为母亲的"不
管"就是"不理她死活"的意思吗? 姐姐是因此被吓得不敢不听母亲的话吗?

治疗师:(对妈妈)你好像对妹妹感到很失望。

妈　妈:对,我很失望。她现在还那样对我说话。可是我们不住在一起,影
　　　　响不大。

治疗师:我不懂,妈妈,你还爱这个女儿吗?

妈　妈:我这一生当然都爱啊! 可是我对她(妹妹)已经心死了,就算了嘛!
　　　　我有这种感觉。

姐　姐:(低头)

治疗师:(问姐姐)怎么啦? 好像谈到妹妹和妈妈之间的关系,有些让你
　　　　害怕。

姐　姐:我不喜欢她们争执。因为我妹的个性跟我妈几乎一模一样,只
　　　　要不高兴就表现出来,她比较没办法先设身处地想一想妈妈的
　　　　立场。

　　原来这段母女关系背后,还有妹妹的影响。治疗师希望能邀请妹妹参与治疗,让
探讨更完整。在会谈结束之前,治疗师想再让妈妈松动一些,让她能鼓励姐姐面对她
说真话、做自己。

治疗师:(对姐姐说)有时候母亲对我们有很多要求,是因为她不可能跟我们
　　　　走到人生的最后。就像你妈妈,她也希望当她放下你的手的时候,
　　　　你可以走自己的路。只是,我想你们现在也需要告诉对方,你现在

需要的是什么。

妈　　妈：她也大了，我到底有没有爱她，她可以自己想。（面对女儿）而且我也不可能一直陪在你身边，哪天我说死就死了，这样我死都不瞑目，哪天你可以独立生活，我走了也安心……

姐　　姐：（低头）

治疗师：（对妈妈说）妈妈你怎么告诉她这个呢？说一些让她可以相信你愿意在她走出去后心里还爱着她的话。

妈　　妈：（牵女儿的手）我以前经常牵她的手啊！我说，你真的是营养不良，手好冰呀！我说你要健康，要顾好自己，不要一直想我啊！

治疗师：妈妈你到底想跟她说什么呢？

妈　　妈：我说我一直都支持她走到外面去。

治疗师：你直接跟她说。

妈　　妈：××，你懂吗？你从小就觉得我很寂寞，不跟同学出去玩。每次我叫她去参加毕业旅行，她都不去，我一直问她，她就哭着跟我讲，因为她放心不下我（开始哽咽）。我说你不要管妈妈，妈妈这么大的人了，有什么好放心不下的。

最后母亲拍拍姐姐的肩，告诉她要放下妈妈，走出去。

妈　　妈：你一定要走出去，走出去不代表你不需要妈妈，因为你都已经当了30年很乖的女儿了，你在妈妈心里已经是一个很棒的女儿了。

这是第一次会谈。在会谈开始前，她们是女儿有饮食问题的一对母女，现在我们看到的是一个非常忠心的女儿，多年来心疼妈妈在离婚和酗酒中挣扎，决定尽自己全力让妈妈开心起来，却再也回不去小时候母女无话不谈的那种亲密。姐姐看到妹妹的叛逆伤透了妈妈的心，这使她更放不下妈妈，在面对妈妈时愈来愈沉默。结果她自己的情绪无处可去，食物变成她唯一的陪伴。

无奈的是，面对如此深情的女儿，妈妈似乎常常在自己的世界里，摸不清女儿的状态。当她自以为早已放手，不断聚焦女儿的饮食和工作问题时，大概不知道她又再次伤了女儿的心，就像当年她酗酒后所说的话。这一次会谈，治疗师让姐姐开始能勇敢面对妈妈，真实表达自己，使得这对母女有机会开始重新理解对方，调整彼此的关系。

第二次会谈

第二次会谈，母女成功邀请妹妹加入。进入会谈室，母亲先在治疗师左边坐下，妹妹选了治疗师右边的位置，和母亲中间隔了一个空位，姐姐进来就在妈妈和妹妹中间的空位坐下。原来母亲和妹妹已经许久没有联络了，但一见面，母亲却忙着告诉妹妹该有怎么样的坐姿、裙子要怎样穿。妹妹听着妈妈的话，眼神逐渐斜往另一边，不看母亲。现在治疗师要设法让妹妹赶上上次会谈的进度，投入讨论。

> 治疗师：（问姐姐）所以你有心病吗？
>
> 姐　姐：（看着治疗师，点头）
>
> 妹　妹：（露出惊讶的表情）
>
> 治疗师：（问妹妹）姐姐点头，认为她跟妈妈的关系也是她心病的一部分，你也是这样看的吗？
>
> 妹　妹：是啊！
>
> 治疗师：怎么说呢？你的观察是什么？
>
> 妹　妹：我的观察，她喔？
>
> 治疗师：对啊！她的心病怎么会跟妈妈有关？跟你有关吗？
>
> 妹　妹：应该也有吧！……搬出去后不聊天的原因，是因为那时搬出去就是想要脱离这样的关系，所以也不可能再讲。
>
> 治疗师：脱离什么样的关系？
>
> 妹　妹：脱离家庭的关系。
>
> 治疗师：包括她们两个吗？

妹　　妹：重点是我妈吧！

治疗师：你能多说一点吗？

妹　　妹：啊？

治疗师：妈妈，可以吗？可以谈吗？

妈　　妈：可以啊！我无所谓。我知道她要讲些什么啊！

妹　　妹：我记不太清楚了，那时候我觉得压力太大，就是我妈有状况……只
要我妈有状况，我姐就会有状况，只要我姐有状况，我妈就会有状
况，然后就一直循环……到了我觉得自己也有状况之后，就觉得必
须先离开这样的环境。

治疗师：所以你看到她们俩从以前开始就彼此影响。

妹　　妹：事实上，应该是从小开始。

治疗师：从小开始她们就彼此影响。

妹　　妹：应该说我们三个人彼此影响，只是我比较叛逆，会去抗拒那个影响，
我姐就比较乖，比较爱照顾我，所以有时候我觉得，我是比较受惠
的，因为我姐会照顾我！

治疗师取得母亲的口头允许，替妹妹争取了一个说话的空间，妹妹很快说出她对
母女三人的细腻观察：妈妈有状况，姐姐就会有状况；姐姐有状况，妈妈就会有状
况……三人彼此影响。系统观点就是这样由家人教给家庭治疗师的。

治疗师：我从你刚刚说的话里听出，好像你对姐姐有很深的感情。

妹　　妹：（点头）嗯。

治疗师：你好像觉得她除了照顾你以外，也帮你承受了很多压力。

妹　　妹：我现在比较大了，比较会想，我觉得我妈是因为婚姻失败，才会离不
开酒这个东西，但是她不知道这个东西对我们的影响……很大（开
始哽咽，眼眶红）……我们不是不爱她，可是我们没办法接受那个
东西。

治疗师：接受酒吗？

妹　妹：对。所以我不会去怪妈妈这样……可是她已经养成这样的方式去宣泄她的情绪……久了就会影响到我们。

治疗师：她怎么影响你？

妹　妹：她……（看姐姐）

治疗师：我们待会儿让她（姐姐）说她的部分，因为她上次已经说了一些。怎么影响你呢？

妹　妹：我觉得就算喝了酒安安静静的，看了也会不舒服啊！

治疗师：你们害怕会发生什么吗？

妹　妹：是啊！当然有发生不好的事的经验……对啊！小时候当然会有这样的压力，但是长大之后，因为可以反抗这样的状况，你就会觉得不能忍受。

原来父母离婚和母亲的酗酒，对妹妹的影响也不小，只是妹妹面对的方式和姐姐很不一样，她选择逃出三人互相影响的恶性循环。逃了10年，一谈起来却立刻情绪澎湃。

母女三人共同的创伤，始于父母离婚。循着妹妹开启的话题，治疗师开始探讨妈妈酗酒背后那一段不愉快的经验。

治疗师：妈妈提到这个部分的时候，虽然那个人已经离开20年了，但是你讲起来还是有很多感受。

妈　妈：唉……无耻，因为他向我爸爸借钱，都不还耶！给我造成很大的困扰。

治疗师：所以他虽然已经离开了，但那些困扰到现在还在，那些回忆啊！

妈　妈：（点头）现在就是说，会比较减轻一点了啦！当时我觉得脸上无光。

治疗师：嗯，那个时候是非常非常痛苦的。

妈　妈：对（点头），没有错，就是这样。她们（指两个女儿）不懂啦！……嫁给这男人给整个家带来了一些祸害，债主都找上门来，还泼粪，她们都不知道这些事情，我也不讲的。她们不晓得我怎么讲到这个人，

　　我就是……没有感情了。这个人就是无耻，讲了她们也不懂，他给
　　我带来很多侮辱，搞得我真的很想挖个地洞钻进去算了。

治疗师：所以他的存在或是离开都带给你很多很难堪。

妈　妈：对，没有错，所以我心里的苦闷她们都不知道……

治疗师：你们知道这件事吗？（问姐妹）

姐、妹：（同时摇头）

妈　妈：那时候我都想寻死啊！

　　也许这是 20 年来第一次，妈妈在女儿面前透露自己内心的难堪与痛苦。在这段冲突的婚姻中，姐姐试图调解，而妹妹从出生就住在婶婶家，自然和家庭疏离，姐姐就此养成了帮助父母、照顾妹妹的习惯。后来父母离婚时，妹妹选择父亲，让母亲一直耿耿于怀，两人的摩擦也因此愈来愈大。

妹　妹：小时候，如果那天她（妈妈）喝了酒，心情不好，她就会说：你不是选
　　他了，你走啊！类似这样的话。

治疗师：这些话怎么影响你呢？

妹　妹：我就走了啊！（笑）

治疗师：你从小就这么豁达呀？这对一般小女孩应该不容易耶！有时可能
　　会很受伤的。

妹　妹：当然受伤啊！可是当时我又不懂，（哽咽）所以我才会觉得他们两个
　　从婚姻失败开始，就影响我们很深，所以造成她有她的行为模式。
　　但是，经过她刚才讲的话，我才知道原来她是这样。（哭泣）

　　看似外表坚强、疏离家庭的妹妹，不但承认了内心的受伤，也透露出她对家人深刻的情感联结。不过妈妈似乎还没能感受到。

治疗师：所以你看她（姐姐）长久以来在你们中间传话，传来传去，传到没有

人可以去传的时候,她就去吃东西了。

妈　　妈:也没那么多的话传啦! 比如说她现在几个月没讲话了,我也没叫她
　　　　传话。

妹　　妹:这是关键吗?

治疗师:(问妹妹)你说这句话是什么意思?

妹　　妹:我不知道,我没有参与之前那个过程嘛! 我觉得我姐这样一定有个
　　　　关键事件。

治疗师:你是说,她吃东西是某件事造成的?

妹　　妹:对,吃了会去吐干吗的。

治疗师:那你觉得是什么呢?

妹　　妹:就她啊!(指妈妈)喝酒。

妈　　妈:(对妹妹说)我倒觉得她这样,是因为你根本没有心在这个家。

妹　　妹:(小声)你看,她就是这样。(两手一摊)

　　妹妹直接把姐姐暴食的原因连到妈妈的酗酒上,母亲立刻加以反击,开始批评妹妹,而一旁的姐姐则面无表情,头愈来愈低。治疗师知道此刻她们三人需要协助,以突破这个长久以来的冲突模式。

治疗师:(问姐姐)她们两个怎么这么容易吵起来?

姐　　姐:她们两个人的思维是不一样的。

妈　　妈:我太操心了啦!

治疗师:我不知道,因为我觉得每个人的想法通常都是不一样的。

妈　　妈:对啊! 所以……

治疗师:(对姐姐说)我想你跟她们的想法也不太一样,但她们就是会吵起
　　　　来,你跟她们就比较不会。你知道原因在哪里吗? 我猜你在家里的
　　　　观察是最多的,你的了解是什么?

姐　　姐:我的观察就是,她们两个都很直接,想到什么就说什么,但这也常是

　　　　　　　她们的冲突点。

治疗师：除了这些呢？她们怎么变成这样的？我觉得妈妈心里有很多感受，妹妹心里也有很多感受，虽然她们看起来都很坚强，但讲起话来心里还是有很多感受的。

姐　姐：是和过去的那些事情有关吧……我们对妈妈喝酒这件事会有之前那种不好的经验，那种记忆是很难抹去的，就像我妈对我爸的记忆也是很难抹去的。所以当我们看到我妈喝酒的时候，就……即便不想去联想，但潜意识里就觉得酒很让人厌恶。

治疗师：你是说你吗？还是妹妹？

姐　姐：我们都是，看到酒就很厌恶。

妈　妈：那我只能自己住啦！因为她这样讲，我只能自己住啦！……一点都不孝顺！

姐　姐：（摇头，低下头，叹一口气）

治疗师：你叹气了（妹妹也点头），你想说什么？

姐　姐：我觉得这就是问题点啦！问题点是那个酒，不是我妈。

治疗师：所以她在说她不喜欢的是酒。

妈　妈：好，你不喜欢我喝酒，那我不喜欢你的地方也很多欸！对不对？讲了也不听，不知道上进，考试也……

姐　姐：（打断）她不喜欢的是酒，不是你。

妈　妈：她（妹妹）不喜欢我的酒，我说我不喜欢她的这些事情，就是这样讲了也不听。

　　到这里似乎僵住了：姐妹俩试图表达对母亲喝酒的不愉快经验，而母亲似乎无法接受女儿们要求她放下酒，于是开始攻击小女儿。

妹　妹：这是我当初搬出来的原因啊！

治疗师：怎么说？

妹　　妹：就是我不想看到她喝酒，也不想看到姐姐吃了吐、吐了吃。

治疗师：嗯，你看到她喝酒，你看到了什么？

妹　　妹：就是喝了酒会骂人啊！就很烦啊！从以前到现在，她叫我走，我就走，我就去同学家。

治疗师：你看到她喝酒，你觉得她的感受是什么？那个景象给你的感觉呢？

妹　　妹：就生气啊！

治疗师：对，但你为什么生气呢？她喝酒是她的事啊！你气的是什么？

妈　　妈：(插嘴)她看到我，她心里的无名火就冒出来。

妹　　妹：因为我觉得我妈很坚强，但这个点她就是比谁都软弱。她明明就知道是酒的原因，却打死都不承认。现在过了几年，她还比较能承认，之前她完全不行。

治疗师：什么意思啊？

妹　　妹：酒影响这个家庭非常大，因为酒的关系，我会觉得妈妈不爱我(哽咽)，然后，她……(妹妹掉泪)

治疗师：长久以来，你觉得她不爱你。

妹妹点头。

治疗师：为什么？

妹　　妹：因为我觉得如果她爱我，她就应该要戒酒。(哭泣)

　　在母亲眼中"对这个家没有心"的小女儿，此刻终于表达出对母亲很深的在意，使得原本不断批评她的母亲，接下来说话的口气突然变得不同了。

妈　　妈：(小声)我没有不爱她呀！我不爱她，还讲这些关心她的话干什么？

治疗师：你觉得她怎么会这么想呢？

妈　　妈：我不知道她怎么会这么想，(姐姐递面纸给妹妹)可是她这样讲，我就很生气啊！她骂我偏心，她骂我偏心。(哽咽)

治疗师：(对妈妈说)我现在懂了。你刚刚说，那个男人会灌输她你只爱大女儿的观念,所以你听到她这么说,就生她的气,气她相信那个男人说的话。

  妈 妈:对。(点头,眼眶红)

  这时姐姐做了一件很贴心的事:她让出自己的座位,让妹妹和母亲坐在一起,她自己则坐到旁边,静静地看着她们。换过座位之后,奇妙的事发生了:母亲拉住妹妹的手,边说边掉眼泪,妹妹则含着眼泪,默默不语。

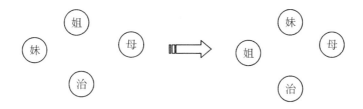

  妈 妈:我当然爱她啊! 爱才会骂啊!

  治疗师:(对妹妹说)你听懂她这句话的意思吗?

  妹 妹:是。

  治疗师:她说她爱你才骂你,你知道吗?

  妹 妹:(低头)嗯。

  治疗师:(对姐姐说)所以你一直以来都在处理这个状况?

  姐 姐:(点头)嗯,我想让她们看到,她们两个都还爱着对方。

  治疗师:难怪你总是看起来这么累,因为这真是一件非常不容易处理的事。

  会谈的最后,母亲开始提出对未来的展望:她们应该开始新生活,最好的方式就是自己不再喝酒,而姐姐不需要再一直不停吃东西,然后催吐。

  这是第二次会谈。这一次我们看到妹妹也深受父母离婚和妈妈喝酒的影响,只是她采取了和姐姐不同的方式来处理这份痛苦:转身逃离,不去面对。通过这次会谈,我们看到妹妹虽然逃了10年,情感上仍深深牵系着家人。通过治疗师和姐姐的协助,母亲和妹妹终于有机会突破平时习惯的冲突模式,看见、听见、感受到彼此对对方的在意,使得流浪多年的女儿又能回到母亲的身边。

第三次会谈

　　第三次会谈,母亲带着笑脸走进会谈室,在三个空位中挑了中间的位置坐下,表示:"我坐中间好了,她们左一个、右一个,等一下就不用换位置了。"母女三人笑笑闹闹地说起她们最近的生活,气氛和之前非常不同。姐姐的气色看起来好很多,体重也明显恢复了。

治疗师:这是个和上次不太一样的家庭,(大家笑)你们可以告诉我发生什么事了吗?

妹　妹:大家都在努力吧!

治疗师:怎么说?

妹　妹:因为她(姐姐)说她这几天回去,我妈很配合她的作息,早睡早起就比较有动力。如果一个人睡到 12 点,另一个人早睡早起,就会有影响,起码现在听起来还蛮正向的。

治疗师:(问妹妹)所以她们变得不太一样了,那你呢?

妹　妹:我觉得,我是害怕那样的环境……就是不想在那个环境里一直恶性循环。

治疗师:恶性循环?

妹　妹:她们现在这样也是好事啦,我很开心呀,但还是会担心,觉得蜜月期过完不知道会怎样。

治疗师:你担心她们不能维持吗?

妹　妹:对呀!因为生活都有不如意,不知道以后会怎样。我姐现在就洋溢着出院的快乐，如果慢慢淡掉就会……

妈　妈：生活中一定会有低潮啦！不要说我跟姐姐会有，你也会有啊！我们要学习忍耐，以前我们都没有注意到这些细节，想讲什么就讲，有时候就伤到对方。我们现在要慢慢注意，这样不是就改善了吗？

妹　妹：也是啦！

　　眼前这位母亲和前两次很不一样，之前她似乎难以走出离婚的苦，此刻反倒鼓励小女儿往正面看。不过治疗师知道，这样的美好片刻之后，这家人还有一段路要走。

第四次会谈

第四次会谈，妹妹很高兴地透露，妈妈已经维持了一个多月的新生活，不过她也忍不住担心：这样的状况能维持多久？

妹　　妹：姐姐回家后，我妈为了要配合她，会比较……如果她想要喝酒，就会忍耐。

妈　　妈：对，没错啊！

妹　　妹：我觉得那个忍耐听起来很恐怖。（笑）

妈　　妈：反正配合孩子嘛！这几次我来这边听她们讲，说这个酒让她们心理压力很大，我听得出来，有阴影啦！所以我想，既然这样的话，她住院一个月出来，要重新过新生活，那我当然愿意配合她呀！我喝酒，什么时间喝不一定的，有时候喝得早，有时候喝得晚，我也不想影响她，就尽量不要喝啊！

妹　　妹：那要是你很怎么样，然后一直闷着忍耐，会很烦，有没有？

妈　　妈：我不会啊！你说什么蜜月期，我都没有这种感觉，就像一般一样过日子，没有改变呀，只是不喝酒而已，其他我还是照我的生活来啊！不是说按照一个步骤去做什么事情，那我就会很痛苦了。（问妹妹）你为什么不相信我呢？我现在的想法跟以前不太一样了。你们现在已经长大了，不是小孩子，我不用再盯着你们讲电话，追踪你们了。你到现在还不相信吗？

妹　　妹：不是怀疑啦！因为……好啦！对，很怀疑。

　　面对妹妹的怀疑和不安,到目前为止母亲并没有表现出以往的批判与攻击,反而很有耐心地说明,争取女儿的支持。但不幸地,情况没能持续太久,这让治疗师意识到,这个家庭还有需要进一步工作的地方。

> 姐　姐:(对妈妈说)你看,我说她(妹妹)的想法就跟你很像,什么事都要看到证据,所以她现在也不相信。
>
> 妈　妈:我正正当当爱你们,你们愿意接受就接受,不接受就算了,对不对?母亲爱自己的子女,这是一定的,(指着妹妹)就像你不接受,硬是要住在外面,情愿自己吃苦,我也无可奈何,对不对?在家里至少吃东西或干什么,我都会注意到,你也省事。
>
> 妹　妹:她就是希望我搬回去。

　　母亲表现出她的矛盾:一方面说知道女儿已经长大了,另一方面心里却放不下女儿独自一人在外生活。而当姐姐跳进来站到妹妹那一边时,妈妈就生气了。

　　治疗师一方面乐见姐姐开始敢于向妈妈表达不同的意见,而不是像以往那样低头沉默,但另一方面知道妈妈也需要女儿们的支持,否则维持不了太久。在女儿能接手前,治疗师必须先托住这位还很脆弱的妈妈。

> 妈　妈:她老是说些推托之词啦!我都不寄予希望,我讲白就是这样。我还是这么一句话,姐姐今天生病了,我希望她好起来,我愿意配合。我再说难听一点,我根本不指望你们两个来孝顺我,懂了没有?(哭泣)我已经没有这个心了,只是在我咽气之前,我不要对不起你们。她有病,我希望她的病好起来。叫你们赚钱来孝顺我,门都没有!要我讲这么白吗?现在听懂了没有?(转头对治疗师说)我已经死心了,没有什么情感需要了,只有我能帮助她们,她们没办法帮助我,连安慰我的心都没有,只是一而再、再而三伤我的心。今天我是你们的妈妈,你们两个说我讲不通,事实上我觉得你们两个才讲不

通，我难过到极点，既然如此，我就改变自己，牺牲自己，我来做，让你们看到好了，懂了吗？治疗师，你了解我的心吗？（哭泣）

妈妈绝望的眼泪，让治疗师也忍不住动容，感受到一个面对严酷婚姻打击也没有被打倒的女人，在失去相依为命的女儿的理解与支持时，竟是如此心痛。

妈　妈：为什么她们那么不懂事呢？

妹　妹：没有人不懂事，是你用自己的观念去想。为什么姐姐会变成这样，她从来没有跟我们讲，（哽咽）我只知道，她现在好了，但是我想她变成那个样子，一定有她痛苦的时候。

妈　妈：那你们想，妈妈变成这样，也是有妈妈痛苦的原因啊！

妹　妹：我知道，我现在知道了啊！（哭泣）可是那时候，那样的环境影响，我们也没有办法。

妈　妈：我的命就是这么硬，老公这样，女儿也这样。有家就是不回来住。

妹　妹：（擦眼泪）你看，她又来了。

这次治疗就停在这样的低潮：母亲绝望地哭花了脸，妹妹气馁得不再说话，姐姐低头默默掉泪。此刻治疗师会希望自己手上有一根神奇魔棒，可以让家人立刻恢复笑容。不过家庭治疗师这时候真正需要的，是稳住自己的心，在接下来的治疗中，不慌不忙地继续协助这家人从低潮中一步步走出来。

第五次会谈

这次会谈，妹妹因为工作缘故而缺席。然而这个缺席的妹妹，却不知不觉成为这次会谈的主角，让母亲重新整理了她和二女儿的关系。

姐　姐：她（妹妹）说每次离开这边，她都要失眠好几天，睡不着觉。

妈　妈：大概是讲到她不好的地方，所以她难受。

姐　姐：因为我们平常尽量不去想难过的事情，但来会谈好像把以前的痛苦又重新体验一次。妹妹跟我那样讲，我很能感受，因为我也有过那种感觉，只是那时候我刚好在住院，白天让自己沉静的时间比较多，但她工作比较忙，所以就没有时间去沉淀这些心情……有时候我觉得她也蛮孤单的。

妈　妈：对啊！像这几天天气比较冷，我想她（妹妹）一个人在外面，不知道会吃什么，要喝些热汤才比较舒服，也是会想到她啦！我觉得她现在其实也有些不一样，以前是把我气死了，现在好像长大了一些。老实讲，你们气到我了，我有时候就喝喝酒，这也是事实。我只是希望你们想想，妈妈为什么不高兴。

姐　姐：我觉得她们（妈妈和妹妹）的沟通是很难的。

治疗师：如果她现在在这边，她会怎么说？

姐　姐：就听我妈妈念啊！

妈　妈：她（妹妹）就不搬回来啊！其实我不只讲她，有时候也跟她姐姐讲："你比较笨，都比不上你妹妹。"

治疗师：你听她这么说，觉得怎么样？

姐　姐：（笑）不会怎么样啊！就算我笨，她还是爱我啊！

治疗师：所以不管她怎么讲，你还是相信妈妈是爱你的。

姐　姐：是啊！

　　因为妹妹不在场，治疗师要探讨的是妈妈对妹妹的反应，以及其背后的心理脉络，让妈妈能对这段僵住的母女关系产生一个新的观点。

妈　妈：她（妹妹）就不敢搬回来，她说她怕我啊！

治疗师：你会气她怕你吗？我记得，你觉得妹妹会怕你是那个男人灌输给她的观念。

妈　妈：是有点，有时候她说她怕我，我还是会想到那点。以前她很爱玩啊！玩到很晚才回来，我就说我要揍她啊！去哪里要讲，如果出事怎么办，这个她（姐姐）也晓得。不过她（姐姐）就不一样，叫她出去她就不要，她的想法是要在家里陪我，我说我不用你陪。

治疗师：（对姐姐说）我现在总算了解，妹妹跟你比起来，无论她做什么都显得叛逆，因为你太听妈妈的话。

妈　妈：是啊！她们就是这样，一个毕业旅行叫她去她都不去，一个是老早以前就在策划。妹妹是很爱玩的，真的，不过我也不会怪她，我年轻的时候也很爱玩。

治疗师：（对妈妈说）所以你跟她（妹妹）是很像的。

妈　妈：是啊！很像啊！以前我年轻时也会跟同学跑去打撞球，也被我妈揍啊！

治疗师：你那时候怎么想呢？

妈　妈：就给她打啊！有时候我也会想要离开家，可是想完就过了，还是留在家里啦！我想人都是这样嘛，以前我也不敢跟我妈说，我跟同学去打撞球，我妈觉得那是不正当的，她也会揍我啊！

回忆起自己年轻时和小女儿的相似之处，母亲的表情愈来愈开朗，谈话也充满笑声。

> 妈　妈：想想她们，再想想自己，有时候我生她们气的时候，就跟我妈说，唉，以前我也是这样。我妈就说："你不要讲她们了，她们比你乖两千倍啦。"（笑）我想想也对啦，我自己以前也是这样。

于是三个女人的故事变成了四个女人的故事，治疗师再拉来一张椅子代表外婆，并邀姐姐说说外婆和母亲、母亲和妹妹之间的关系。姐姐说她们三个人很像，不只是脾气硬，还一样固执，唯一不同的是，母亲不怕外婆，妹妹却非常怕母亲。

> 妈　妈：有什么好怕的，她大概就是爱玩，以前她很喜欢搜集很多卡片，但是只要我生气，我就会把她那些东西摔掉……现在想起来蛮残忍的。但是她买了非常多啊！你看她爱不爱玩，疯不疯啊！
>
> 姐　姐：这点也跟你很像啊……反正不管外婆怎么打妈妈或怎么样，妈妈和外婆就是一家人啊！
>
> 妈　妈：对啊！一直都是这样。
>
> 治疗师：为什么你能够那么确定呢？
>
> 妈　妈：我感受得到啊！虽然她打我、骂我，还是会对我嘘寒问暖。她打了我，我就装模作样不吃饭。爸爸回来，看到饭还留在那里，就问怎么了，我妈说我还没吃，我爸就说为什么呢，我妈说你去问她，我爸就给我夹了菜，来我旁边叫我吃，还要给我钱啊！（笑）
>
> 治疗师：所以他们虽然管你很严，有很多地方还是让你觉得很温暖。
>
> 妈　妈：对啊！虽然他们打我，但还是很爱我啊！

母亲比妹妹幸运，她有爸爸缓和了两个硬脾气母女的争执，使得母亲无论如何仍能感受到父母的爱。妹妹的童年却是夹在父母吵架离婚的争执中间，受伤的母亲喝酒、发脾气、赶妹妹出去,深深伤害了母女的依附关系。于是一样硬脾气的妹妹选择了抗拒依附,凡事靠自己。

> 治疗师:所以你知道,不管发生什么事,你的爸妈永远不会把你丢下。
>
> 妈　　妈:对啊!
>
> 治疗师:所以通过那些小事,你知道他们还是关心你的。
>
> 妈　　妈:对啊!爸爸、妈妈就是这样的。
>
> 治疗师:那你怎么让她(妹妹)也感受到这些呢?
>
> 妈　　妈:不住在一起很难。
>
> 姐　　姐:我妈的个性就是很硬,一定要别人先软下来,所以我妹妹如果说不吃饭,我妈就会说,不吃就算了。
>
> 妈　　妈:我现在想起来,她真的是怕我。以前她功课很重,还去餐厅打工,有次我跑去找她,同事去叫她,她一出来看到是我,马上说等一下,就跑进去了,出来的时候我看她整张脸变得干干净净的,因为本来有化妆嘛!我想她真的是很怕我。
>
> 治疗师:妈妈你现在可以了解她为什么怕你了吗?
>
> 妈　　妈:嗯,这样讲我就想起来了,我从小就天不怕、地不怕,但是爸妈都不会放开我的手。对,因为我了解我父母……现在有时候我煮热汤,都会想到她(妹妹),一个人在外面,吃得好不好啊?那么冷还要走很远才有的吃,我们在家这样煮了热汤,喝了好舒服,她一个人在做什么呢?(掉泪)

　　这是第五次治疗。通过对比自己从妈妈那里感受到的爱,母亲意识到女儿真的怕她,开始流露出对这个在外面的女儿的心疼。令人好奇的是,这份新领悟会如何影响这对母女的关系呢?

第六次会谈

第六次会谈，小女儿出席了。母亲等小女儿进来，从袋子里拿出一包补品给她。这包补品仿佛代替了上次会谈提到的热汤，传递了母亲对小女儿的爱。会谈延续上次的讨论，继续探讨母亲和小女儿之间的紧张关系。

> 妈　妈：(对小女儿说)我从来不怕我妈妈的，你为什么要怕我呢？我搞不懂耶！外婆也是打我，打得棍子都开花了，我也照样不怕啊！
>
> 姐　姐：因为外婆会心软啊！
>
> 妈　妈：对啊！没有错啊！
>
> 姐　姐：外婆是软硬通吃啊！你对她硬，她就对你软。
>
> 妈　妈：对，你讲的是重点，因为我是她女儿，她爱我，虽然打了我不对，但是她爱我，所以我也不恨她。当时打我，我当然是不服气，生气个几天，我爸还会哄我啊，我想就过去了，也不会怎么样。他们打我很凶呢！不是像你们这样，我还没这样打过你们。但我也从来没恨她，她叫我做什么，我就去做，摆下自己的家事还是要去，当然她也不是一天到晚叫我做事啦！有事找我，我就跑第一，这样讲的意思是，你干嘛那么恨我呢？

母亲费尽唇舌想让小女儿不要恨她，小女儿却一直不吭声，总是大女儿帮忙回答，结果和母亲陷入辩驳。治疗师试图促进小女儿和母亲的对话。

> 治疗师：我们上次提到，外婆会追着妈妈，所以妈妈很确定外婆是爱她的。
> 你呢？你对妈妈和你之间的关系怎么看啊？
>
> 妹　妹：嗯……我可能没有那么确定她是爱我的……我……
>
> 妈　妈：不是，她老是有错误的想法，她老是说我偏心，不爱她，爱姐姐，对不
> 对？你一直有这样的观念，其实这是错的，为什么这是错的？因为
> 你好好的，你没有什么让我操心，这是你的孝顺……（问小女儿）从
> 小到大我们在一起生活，点点滴滴，你自己说，是爱多于恨呢，还是
> 恨多于爱？

　　每当小女儿要表达的时候，母亲马上接着说下去，小女儿就不愿再说，或是没机会说。母亲愈快、愈急，小女儿就愈慢、愈犹豫，母女之间总是无法好好对话。面对母亲摊牌式的问题，小女儿依然沉默。治疗师要想办法突破这个僵局……

> 治疗师：妈妈，你看她这样不说话，你怎么想呢？
>
> 妈　妈：我觉得那是因为她还停留在以前的恨啊！
>
> 姐　姐：她是怕她说错话，因为你说话太急了。
>
> 妹　妹：（点头）
>
> 姐　姐：（对治疗师说）她们之间要从虚线变成实线。
>
> 妈　妈：什么虚线，虚线就是断断续续、连不起来啊！但我觉得我对你都是
> 直线，看你接不接受而已，没有虚情假意的，没有。
>
> 姐　姐：我说的虚线不是虚情假意的虚线，哎哟，好累喔！

　　现在连姐姐也气馁起来了。治疗师决定用另一种方法尝试看看。治疗师邀请妹妹在会谈室中找一个让她觉得舒服而且符合她和姐姐及母亲关系距离的位置，于是妹妹挑了治疗室最远的一个角落蹲下。

> 妹　妹：我大概在这边吧！

姐　姐:(想走近妹妹)

妹　妹:(对姐姐说)你在那边就好了。

治疗师:(问妹妹)你和她们这么远啊?

妹　妹:对啊!(眼眶红)

治疗师:(问妹妹)怎么啦?发生什么事了?

妹　妹:我只是觉得……我在我的圈圈里。我妈就像教官一样,一直都是
　　　　这样。

母亲这个时候站起来并看着小女儿,脸上没有什么表情,双手却交叉环抱胸前。姐姐则走到妹妹和母亲中间的位置,但是脸朝着母亲。

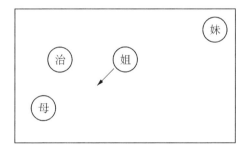

治疗师在妹妹蹲着的地上铺了一块布,代表她刚刚说的自己的小圈圈,她哭得更厉害了。母亲和姐姐这时也开始眼眶泛红。治疗师问妹妹,如果家人之间的关系可以调整的话,她会怎么办。妹妹迟疑了一下,往旁边跨一步,从那块布上走出来。

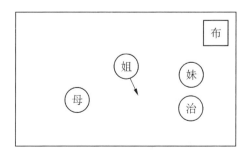

当妹妹跨出来时,姐姐也把原本看着母亲的眼神转向外,整个气氛顿时缓和且平静下来。治疗师问三人经历什么。妈妈感觉两个女儿是拒绝她接近的,不过她没有放弃,继续邀请对她有距离的女儿靠近她。

> 妈　妈:我不懂,是什么障碍横在我们之间? 我不理解,不知道我跟你之间
> 　　　有什么障碍? 为什么你总是不觉得我爱你呢? 为什么我们总是不
> 　　　能像一家人一样呢?
>
> 妹　妹:(沉默)
>
> 妈　妈:你想想,这个障碍是什么,你讲出来,我才能改啊!
>
> 妹　妹:(仍然沉默)
>
> 妈　妈:我对你没有什么障碍。因为隔了那么多年,你不了解我的状态、习
> 　　　性,你必须跟我住在一起才会了解……她应该要放掉这些东西。你
> 　　　要接近我,就知道我不一样,像你姐姐就知道我和以前比已经改变
> 　　　很多了。
>
> 姐　妹:(笑)

不管母亲怎么问,小女儿似乎都很难回答,但这个一度赶走女儿的母亲,现在正努力邀请女儿回到她的身边。不知道小女儿是否也感觉到母亲的不同,以及想要靠近她的心?

> 妈　妈:是不是,妹妹? 你知不知道,以前外婆也打我,但我知道她是爱我
> 　　　的。我虽然以前打你,可是我也真的很爱你,(哽咽)因为不管怎样,
> 　　　你是我的女儿啊! 我不知道,为什么我们之间的距离会这么远?
>
> 妹　妹:我觉得,我就是走到哪里都要窝在自己的世界里。
>
> 治疗师:为什么呢?
>
> 妹　妹:(哽咽)过去有很多时候,我都希望她可以好好看我一眼,但是每次
> 　　　看到她都是喝酒的时候。(哭)其实我也是现在才知道,为什么我妈

要一直喝酒,那些是我以前不知道的辛苦,但是我觉得我还需要一些时间去消化。

也许妹妹感受到了,她只是需要一点时间消化这一份迟来的母爱。

这是第六次会谈,治疗师成功协助母亲和妹妹突破了她们之间长久以来的僵局:一个急着表达自己,一个用沉默来保护自己的空间。治疗师采取的方式,是如实呈现彼此之间的距离,让家人能深切体验目前的关系困境。最后,母亲表达出她对小女儿的爱,而小女儿也透露她对母亲喝酒的谅解。治疗师接下来的目标是运用家人对彼此的新理解,来尝试建立彼此联结的新可能性。

第七次会谈

第七次会谈,母亲缺席。妹妹说,母亲前一天和姐姐大吵一架,说姐姐来治疗后都没有改变,那她也不要改变了,于是母亲又把已经三个月没碰的酒拿出来喝。姐姐跟着妹妹的话,告诉治疗师她怎么和母亲吵架。

> 姐　姐：她觉得我们常常说她不好,她已经改很多了,我们却都没有看到,她
> 　　　　就生气啊,就说这样就不用来了! 她就开始喝酒。
>
> 治疗师：那你怎么办呢?
>
> 姐　姐：没怎么办啊! 就待在自己的房间里,陪我的猫啊! 因为如果你跟她
> 　　　　冲,只会吵起来。
>
> 治疗师：你以前也是这样吗?
>
> 姐　姐：嗯……以前,就哭吧! 以前没有猫啊! 或者就吃东西啊!

姐姐和母亲的冲突,主要来自于姐姐接受治疗后的转变。以前姐姐总是顺着妈妈的话,现在的她开始表达自己的想法,当和母亲意见不同时,也开始坚持自己的意见,并依自己的决定行动。

> 姐　姐：她就说我现在都会跟她辩啊! 叫我做什么都不做,说我都不孝顺
> 　　　　她,她以后就自己一个人。
>
> 妹　妹：她只要一在情绪点上,就会这样。
>
> 治疗师：你们觉得怎么会这样呢?

妹　　妹：我觉得，重点是……我妈一直看不到酒的影响有多大。

治疗师：我不懂，我刚刚问你怎么看妈妈说话一下这样、一下那样，跟酒有什么关系呢？

妹　　妹：喔，(笑)我是说，我妈一直觉得我们都在躲她，其实我们不是在躲她，是在躲这个酒。

治疗师：什么意思？

妹　　妹：我觉得她这一次会这样，其实是心里累积了很多怒气。她之前为了配合我们，所以不去喝酒，可是她觉得我们还是没有接受她，所以到一个时间点就生气了……我妈可能现在还在气我躲她，其实我都偷偷打电话给我姐，问我妈的状况。我本来上次还在想，现在好像不错，可以搬回家了，还好我没搬回去。对我姐也是，我从来没有躲她，我是躲她吃东西的那个状况，但是我觉得我妈一直没有去正视这个状况，就是不了解之前的一些东西。

治疗师：什么东西呢？

妹　　妹：嗯……(面露犹豫之色)

姐　　姐：我妈喝酒会很恐怖。

治疗师：喔？

妹　　妹：就是……她喝酒就会乱打人、乱打电话，有时候她会冲到我旁边说："你说，你当初为什么要选他？你为什么要选他？"所以我觉得我也受到很大的影响，我发现自己现在根本就没办法信任别人，也没办法真的跟别人很亲近。我希望我妈真的体会到这些，体会到酒的影响是多么大，然后真心愿意把它放下。不过我知道这没那么容易，所以我在想，干脆叫她(姐姐)来我这边住几天，因为她们两个的关系太近了。

治疗师：妈妈这次喝酒的时候，是什么样子？

妹　　妹：(耸耸肩)要问她(姐姐)啊！我不在。

姐　　姐：她……就喝酒啊！

> 治疗师：喝了酒还打你吗？
>
> 姐　姐：打倒是没有，她还是会骂人啊！骂畜牲之类的。
>
> 治疗师：骂谁？
>
> 姐　姐：嗯……就在她自己房间说啊！就自言自语。
>
> 治疗师：你觉得她在骂谁？
>
> 妹　妹：应该是骂我爸吧……其实她这次喝酒是真的跟以前不一样啦！我也知道，一直以来都是酒在陪伴她，简直就是她最好的朋友了，可是她也不能这样继续喝下去。
>
> 姐　姐：对啊！身体也不好。
>
> 妹　妹：所以我觉得我妈其实是需要一个管道，去解决她的问题。

面对母亲再度喝酒，两个女儿的反应都不同于以往：姐姐的情绪不再随母亲的情绪而起伏，也不再靠食物安抚情绪；妹妹也能从体谅的角度看待问题，不再像小时候一样恐惧酒后发作的妈妈。剩下的工作，是把母亲带回会谈室，让三人可以重新建立一个新的母女关系。

> 治疗师：虽然她（母亲）又喝酒了，说她不来了，但你们愿意尝试带她过来吗？
>
> 姐　妹：（互看一眼）
>
> 姐　姐：我觉得我应该可以说服她来。

治疗接近尾声时，姐妹俩开始讨论如何一同面对母亲，让母亲感到被支持。姐姐说，家里最大的问题就是三个人个性都很硬，但只要有人肯让一步，就会化大事为小事。

> 治疗师：这么简单的事，你们怎么都没人肯做呢？
>
> 姐　妹：（笑）
>
> 妹　妹：心里放不开吧！（笑）

第八次会谈

　　第八次会谈，母亲迟到了15分钟，皱着眉头走进会谈室。原来母亲和姐妹俩最近分别起了一些争执：姐姐尝试对母亲表达自己的意见，不再依赖暴食，然而母亲似乎还不习惯这个新的、有主见的女儿。同样地，母亲也正尝试在喝酒解闷但不会对女儿造成伤害当中，寻找平衡点，两个女儿对这一点也还在学习接受。这次会谈就从这里开始。

　　妈　妈：（生气地对姐姐说）你怎么老是说我喝酒呢？你怎么不说你自己不听话呢？对不对？大家都说我跟以前不一样了，为什么你们就是看不到呢？

　　和以往不同，姐姐不再默默掉泪，而是直接挑明母亲的想法不合理。母女俩愈讲声音愈大，妹妹也很快加入战局。

　　妹　妹：我觉得，我妈生气的时候，有时候很像鬼上身，我都不懂为什么这个点可以生气，然后她就突然发怒了，我都不知道她的逻辑在哪里。
　　妈　妈：你一直说我生气，你为什么不看你自己做了什么呢？

　　接着妹妹好像也豁出去了一样，和母亲大吵起来，一发不可收拾。治疗师看着这一幕，脑袋知道应该给她们机会充分表达出对彼此的不满，但心里还是对争吵的激烈程度捏了把冷汗，担心她们一不小心会伤到彼此。

治疗师：(问姐姐)这么简单的小事，怎么会让你们吵得这么严重呢？

妈　妈：因为她们都在怨我，(哽咽)就是在怨我，她说我鬼上身，她就说我是鬼嘛！

妹　妹：这不是怨好不好？这就不是那个点吗！你知不知道你的脾气很大，让我很受不了！

妈　妈：我告诉你，我现在只是给你机会受教育(激动)，以后你遇到人结婚了也是这样，结婚就是要互相包容才走得下去。

治疗师：等一下，怎么你们不只是吵，都没有听到对方在讲什么呢？

妈　妈：因为她们根本就没有心，如果有心，她们就会看到我的改变。(流泪)

妹　妹：又来了，又来了，就是又来了。

妈　妈：(大吼)什么又来了？你们这是什么女儿？根本不孝顺。

治疗师：够了吗？你们把感受都说了，每个人都听了，你们的怨气有好一点了吗？

妈　妈：(擤鼻涕)

姐　姐：(擦眼泪)

妹　妹：(低下头)

治疗师：我也不知道要怎么办，但我觉得你们这几个月来，每个人都有很大的不同，也走了很不容易的一段路。

妈　妈：是啊！

治疗师：(问姐妹)你们同意吗？

姐　妹：(都点头)

治疗师：所以，也许我们都应该回去想一想，接下来该怎么办，怎么样对大家都有帮助，怎么样让大家都可以接受。现在你们都知道，有时候光是牺牲和忍让是没有用的。

妈　妈：是啊！一家人不是这个样子。

治疗师：那你们还继续来吗？

妈　　妈:要啊!

姐　　妹:(点头)

　　当母女三人吵得脸红脖子粗时,最受挑战的是治疗师的忍受度。即使理性上知道要让她们吵一下,可是要坐在会谈室里看着她们愈吵愈凶(还要面对走出会谈室时同事好奇的眼光……),需要治疗师很大的定力。治疗师一方面要让她们有机会把累积多时的不满倾泄而出,另一方面要小心观察,阻止她们讲气话、攻击对方,以免造成事后难以弥补的伤害。今天的会谈,治疗师看到她们表达的主要是彼此的挫折,而不是攻击,和之前比起来,这已经是进步了。如果她们想要修补关系,这就是家人需要度过的、治疗师需要熬过的时刻。

　　大吵之后,这家人接下来会发生什么事呢?

第九次会谈

第九次会谈,母女三人走进来时的表情很平静。治疗师想起初次和她们见面时,她们的表情相当拘谨,后来几次讨论到她们多年来的苦闷与愤怒时,表情更是沉重,对比之下,现在的平静仿佛暗示这家人已经建立起一种新的、平和的关系。

治疗师:你们上次回去后怎么了呢?

妈　妈:嗯……我们好好谈了一下。

治疗师:喔,关于什么呢?

妈　妈:就她(指妹妹)很久没有回家了啊!那天我们回去以后,觉得很多话还没讲完。我那天自己先离开了嘛!对不对?她们两个一起走,后来她就跟着她回家来,还把我吓了一跳。

姐　妹:(笑)

妈　妈:因为她太久没有回来了,外婆也很久没有看到她了啊!虽然那天是在谈很不愉快的事,但我心里还是蛮安慰的,对,她就肯回来嘛!

治疗师:你们谈了什么呢?

妈　妈:给你讲好了,尊重你的意见。

姐　姐:(笑)

妈　妈:我现在要多尊重她们的意见。

妹　妹:我妈去参加戒酒的课程,而且是她自己说她要去的。

治疗师:喔!真的啊?

听到妹妹这么说,治疗师也吓了一跳。记得之前两个女儿提到这个建议时,母亲无论如何都没办法接受。

> 妈　　妈：其实我觉得上次我们吵架是好的。
>
> 姐　　妹：(笑)
>
> 妈　　妈：我是说真的,因为那个吵架就是一种运动嘛！对不对,大家也都把平常心里的话说出来了,才不会憋啊！像她(指姐姐)以前,多憋啊！
>
> 治疗师：所以她是要搬回去的意思吗？
>
> 妈　　妈：不是啊！她现在在外面真的快乐就好,不要说有家都不愿意回,偶尔回来看看我们,这样也很开心啊！
>
> 妹　　妹：对啊,我没有要搬回去的意思。
>
> 治疗师：那是什么意思呢？
>
> 妹　　妹：就……因为以前总是想,自己其实是没有家人的啊,怎么都没有人来救我离开这样的苦境啊！可是我觉得,其实我也大了啊！有脚我自己也可以往外走啊！发生什么的话,顶多就是再走出去而已。
>
> 妈　　妈：对啊！就是试试看啊！看大家还可不可以相处。

治疗师心里担心,她们这样说,该不会又开始避免冲突了吧？

> 治疗师：所以你们现在不吵架了？
>
> 妈　　妈：吵啊,怎么不吵！她(指姐姐)啊,就是很固执啊！她有她的想法,还是跟我辩,跟我吵啊！
>
> 姐　　姐：不是我要跟你吵,是你要跟我吵。
>
> 妈　　妈：啊,随便啦！反正我们家的人就是很固执,也不可能一辈子都不吵啊,对不对,你看我跟外婆也吵啊！

妹妹愿意回家的举动,让母亲终于感受到她对家人是有心的,这使得母亲对妹妹也能放手,不再坚持妹妹一定要搬回家住。而妹妹新生出的力量与自信,也让她更能自在地接近妈妈,愿意回家。

这一家人教会我们,原来分化的秘诀就在于可以自在地靠近彼此,感受到亲密。华人文化非常强调家人间的亲近,看来唯有彼此之间有足够空间,彼此才能自在地靠近。

当妹妹愿意回家时,母亲也愿意去戒酒,这让我们看到母女关系对彼此行为的深远影响,一旦关系松动,多年无法解决的问题行为竟然立刻就出现了转机。姐妹俩不用再害怕面对母亲的情绪爆发,自然更愿意靠近母亲,这必然使母亲的情绪更稳定,更不需要依赖酒的安慰。通过九次会谈,我们有幸看到了亲子关系与症状行为美妙的良性循环。

虽然仍会争吵,但她们似乎并不害怕。能感受到彼此是相爱的一家人,仿佛给了她们一股支持的力量,让她们能面对未来生活中的风风雨雨。

结语

　　随着家庭治疗进展，姐姐逐渐改善了她的饮食问题，体重也提升了六公斤，我们在会谈室里看到了她逐渐展开的笑容及日益红润的气色。最重要的是，在治疗结束、妹妹回家后，姐姐终于走出门去找工作，开始了自己的人生。这家人不再执著于以距离的远近来界定彼此的关系，开启了关系的重建之旅。

第五章

系统/关系思维
在不同场域的应用

系统思维不仅可以用于家人关系的修补，还可以帮助我们看清楚一个人如何受环境脉络的影响，如何对身旁的重要他人做出回应，如何维持关系模式，如何陷入互动僵局。无论在学校、职场还是小区、医院中，都可以应用系统思维来服务更多对象，处理各种议题。

以系统思维来看，不同的机构都可视为一个合作网络：在维护当事人福祉的共同目标下，不同领域的助人专业人员可以彼此链接、交换信息、协调分工，形成彼此合作的跨机构任务团队，让当事人获得更全面、更有效的服务，也让每一个助人者的工作更轻松些。

本书前四章致力于协助您培养系统思维的眼光及能力，让您能洞悉家人之间的互动模式，并能协助家人打破僵局、修补关系。我们发现这种眼力与能力不仅可以用于在心理咨询室里促进家人关系，还可以应用在不同机构、各种专业领域之中。这一章我们将初步讨论系统及关系思维在不同场域的应用情形，希望可以鼓舞您将系统思维发挥得更宽广，服务更多的人。

当然，在学校、职场、小区及医院的脉络中应用系统思维还是会有些许不同，以下我们将逐一具体探讨系统思维在这些场域的实际应用，以及未来可以发挥的可能性。

我们发现，一旦您具备了系统思维的眼光及能力，无论您走到哪里，都会看见脉络对个人的影响，很难再视而不见。在不同场域进行系统工作，自然也会有各种不同的挑战与乐趣。若您发现系统思维能帮助您在不同场域、不同专业位置上，突破原本的局限，以更经济有效的方式进行工作，会不会使你想要一探究竟，同时想象在你自己工作场域里实践系统思维的可能性？

第一节　系统思维在校园的发展

某个温暖的午后，我们到一所小学的辅导室协助学生评估的工作。一个下午，各班导师带过来七名学生。这些学生来的原因都不同，有逃学、翘家的，在班上和行政办公室偷窃的，还有存在不明原因的破坏行为的。

三个小时和七名学生会谈的结果是，发现其中五名有严重的自我伤害意念，三名曾经走上顶楼意图自杀。

令人印象最深的一个孩子，有一个习惯是抠自己的手臂，每当与人说话时，手指总是用力地抠啊抠啊，然后在对方还未搞清楚状况的时候，那手臂就因抠挖用力过度而流下鲜血。

同学吓坏了；通报老师，老师也吓坏了；告知母亲，母亲流泪，孩子的动作停了；母亲不在的时候，孩子又复发了。

血照样流，在还未结痂的时候又抠出新的伤。

他的导师非常想要改善这个状况，每天小心翼翼地关心、陪伴、保护，这孩子对抠手的习惯还是保持沉默。

因为有系统的思维，这样的孩子与行为变得不那么难理解了。

在我们的观念里，所有孩子的问题都反映了家庭的问题和关系的问题。所有对行为问题的理由保持沉默的孩子，对于家庭的问题、关系的问题时，都会用语言和非语言的方式来提供更多的讯息。

不似其他的大人，第一次见到这个孩子的时候，我并不在意他抠自己的手臂。既然他抠了那么久（在我去之前，他这个习惯已经延续了一年之久）都还能忍受，就先让他抠吧！

我先和他谈校园的生活,关心他的导师、班上的好朋友。我注意到在谈这些话题的时候,他虽然手放在伤疤上,动作却是轻的,但谈到最近的考试时,他的动作开始变得粗暴。

当关系思维不够稳固的时候,一般会将这个动作解读为对考试的焦虑而开始和孩子讨论考试的细节。但关系思维如此深植我的视框,我的第一个反应是问孩子,他的父母对考试结果的反应。(回头想想你就会发现,不会有人"天生"在意考试结果,是他人的反应制约了我们对这个结果的反应)

但我不是同时问他父母的反应,而是先问他:"妈妈觉得怎么样?"他回答我时,动作变轻了。

我再问他:"爸爸觉得怎么样?"他支吾着,手的动作却不断加剧。

从他的非语言讯息中,我对他的家庭关系已经有了一个概略的评估。这个评估分别是他和母亲的关系、他和父亲的关系,以及他父母之间的关系(我们的观点是,孩子会看着父母亲的矛盾,再把这个矛盾转化为自己身上的症状)。

我继续问他:"看起来爸爸对这个结果不太满意。"他点头,继续用力抠手。我再问他:"不满意会怎么办?"他抠得更大力了,用尽力气似的说:"打!"

就在这样边抠边答的过程中,孩子很缓慢地告诉我,父亲所信奉的军事教育使他会在孩子达不到预期的时候,将孩子吊起来用皮带抽打。但孩子最在意的是,父亲对他的鞭打和怒气会随着他犯错的严重程度加剧而波及母亲。也就是说,孩子犯错、被打,母亲跟着遭殃。

所以这不只是问题行为、成绩问题,更是一个母子依附、夫妻冲突的问题。

后来我们说服孩子,让辅导室老师请来了妈妈(孩子很担心,让父亲知道他说了这些话,会使他们母子遭殃),除了稍微讨论孩子与家庭的状况,还让母亲亲口告诉孩子:"这样子抠手,我会担心。"我们也协助母亲意识到,家庭里的关系和教养对这个孩子的影响有多么大。

虽然,因为资源的关系,我们没办法在那所小学里做家庭治疗或婚姻治疗,但这位母亲会想出如何在那个当下,通过原生家庭来保护孩子。而我们也相信,在那个片刻,母亲的心里被埋下了一颗希望的种子。清楚了看到关系的影响,让她不得不生出力量。

在之后的个案研讨会上，这个案例带给大家新的启发。许多老师在会议上纷纷表示对"孩子就是父母的缩影"、"看孩子就知道他的父母是什么样子"之类的问题感兴趣。

"所以我们要如何在校园里推动家庭治疗呢?"一位非辅导背景的资深老师问。

这是个很重要的问题。有愈来愈多教师发现，孩子的问题终究会联结到家庭，但大家总觉得教育的本业并不是去处理家长的婚姻问题，教师也没有权力涉入家庭的管教。当危机通报、霸凌检核变成外加在教育工作者身上的责任时，教师们却更无力也更不清楚处理的界限要设在哪里。

在婚姻与家庭咨询的课程中，我们请研究生访查系统思维如何在各个场域运作。其中一组访问了高中辅导老师，想要了解现在的辅导室在中学教育中所扮演的角色。

这位受访的辅导老师一一说明了辅导室的工作内容，我们以系统思维将这些内容分成三大部分：

首先，是家庭系统评估。不管是小学、初中还是高中，校园危机事件和学生问题行为都普遍受到重视，而在高中辅导室还有一个很重要的选组问题，协助学生进行生涯的探索与定向。发生上述问题时，都是接触家长、进行谈话的好机会，进一步评估问题行为或生涯决定如何与学生的家庭系统息息相关。

站在学校辅导的立场，关于家庭系统的评估，我们最需要了解的是，学生的家庭系统是否足以支持他们在校的学习。这些了解除了帮助学校教师与辅导人员掌握学生问题发生的脉络外，更能有效地使他们从中反思与学生沟通的方法。

除此之外，同样是站在教育的立场，家庭系统评估还可以从亲师沟通的角度协助家长了解问题(不只是学生问题，还有家庭对学生的影响)，以便转介适当的地方处理问题。也就是说，我们在校园里所做的更偏向家庭关系评估、家庭咨询，而非家庭治疗。当教师能运用这样的概念，跨过"难断家务事"的为难心态，便会发现当我们帮助家长时，其实就是在帮助学生!

第二部分是校内系统合作。辅导一名学生，往往和许多人相关，在校园中，可能与导师、科任老师、同学相关，有时也与行政系统相关。

有些意识到系统重要性的辅导者,已经开始尝试邀请相关的人员一同进行晤谈。例如:有感情问题的学生,邀请情侣进来晤谈;对有人际问题的学生,邀请同学一同会谈。成效往往较与学生个别会谈来得显著。

另外,为了让所有相关的人员都了解系统的重要性,校园中的个案研讨会、个案会议也愈来愈普遍。这些活动的办理其实有联系导师、辅导老师、行政主管的功能,即使一开始不见得被所有人接受(这通常从出席率就可以反映出来),但经过持续办理,系统合作的重要性也会不知不觉地被催化出来。更重要的是,通过这些校内系统的合作,能帮助教育体系内的人员发现,孩子所谓的"问题行为",不但受家庭影响,也受班级、导师的影响。

第三个部分是校外专业间合作。如同我们先前说的,教育有教育的立场,教师有教师的界限。我们见过有几位热心的教师,因为了解到孩子的问题背后存在家庭的问题,就扮演起家长般聆听倾诉的角色。

在一场教师辅导知能研习会上,有位小学老师就告诉我他的困扰。他在与学生母亲会谈的过程中,无意间发现这位母亲有很强的自杀意念,而且和婚姻问题有关。母亲苦苦哀求不要将这件事告诉别人,却常常透露厌世的想法。于是这位老师承担起学生家长可能自杀的压力,担心之余时常付出关心,却又不敢告诉别人。

我们必须说,这是一位有家庭系统观也愿意付出的老师,但若能再加上跨系统的合作观点,鼓励家长向外寻求资源,甚至带着家长去找资源,就不用在立场不同的状态下,将问题扛在自己的肩上。

最后,我对这组研究生的报告印象最深的,是他们用了一个很有意思的隐喻,来形容校园中的家庭系统评估、校内系统合作及校外跨系统的工作。

他们说,这就像我们去吃意大利面,三者组合起来是一份套餐,是我们在系统思维下可以推动的整套校园工作。但在不同的校园文化中,可能存在不同的需要,使他们只选择套餐中的一部分。重要的是,当主事的人有系统的思维时,我们就能做更清楚的分工与合作,并把适合的人带到需要的地方去。

第二节　系统思维在职场的发展

在工作研究中，"职场"向来被视为一个重要的大系统。若能建立支持性良好的工作职场，可提升员工的身心健康、工作动力及生活质量，也可避免组织中高流动率的产生，是组织留住人才并提升企业竞争力的重要渠道。克丽丝汀·马斯勒（Maslach & Leiter，1999）曾提出一个工作倦怠的结构模型，认为工作上的过度负荷与资源的缺乏是引发工作倦怠感的重要因素。其中，社会支持面向上的资源缺乏直接与引发工作倦怠相关。研究还显示，良好的社会支持对工作上的伤害（包括身心层面）具有缓冲的功能。

一家科技公司的年度会报提出，职场员工求助的原因，个人议题占了七成，其中包括个人内在的困扰与家庭问题（在职场中，称家庭为"外系统"——职场外的系统），系统议题（职场所称的"系统"，指的是工作环境的"内系统"）占了三成，其中包括职员间的人际问题、主管对属下的管理问题、属下对主管的服从问题，以及员工对公司的满意度问题。也就是说，如果能带动企业善用系统的力量，我们就能帮助员工一方面有关系良好的归属感，一方面能在职场上好好工作。

我们从事家庭治疗实务研究的时候，曾经公开征求愿意接受婚姻与家庭治疗并提供内容给我们做研究的志愿者。其中有一对从企业转介过来的新婚夫妻，先生是职场的高级主管，求助问题是先生罹患躁郁症。

先生给人的印象是那种典型的经理人。就如他太太所描述的，先生在职场中就像他给我们的印象一般意气风发。

"仿佛这世界上没有事可以难得倒他。"太太说。

先生颇不以为然："有，你和儿子就让我觉得很为难。"

这位先生驰骋职场 20 年,升迁十分顺遂,但也因为心力都放在工作上,40 岁才进入婚姻,稚子出生至今才 6 个月。

"人家说,娶某前、生子后,人生最顺。在我身上就不是,自从结婚、生小孩以后,同事都说我脾气变得暴躁,思绪也不像以前那么清楚了。"讲到工作和婚姻,先生顿时变得很无奈,这番话更引发了一旁太太的怒气。

"你看,只要一提起这事她就这样生气,她气得我都烦了,根本没有办法好好开会、好好工作。"太太生气,先生也气了。

从个人问题来看,这与工作—家庭平衡的问题相关。由于现代夫妻大多拥有自己独立的生涯发展,工作与家庭间的心力分配与协调就更显重要了。

当工作者的职场压力影响其家庭生活与关系质量时,另一半的"宽容"除了可降低婚姻冲突、提升婚姻质量外(利翠珊、萧英玲,2008),也可成为工作者面对角色冲突上时的"资源"(Maslach & Leiter,1999),缓和工作倦怠感。华人文化中,工作者在经营事业时对"无后顾之忧"具有期待,这种家庭支持还可增进工作者在工作上冲刺的动力——而这种家庭支持系统的产生,与对伴侣的感谢及亲密感存在着极大的关联。

若再以系统观的"循环思考"来了解与协助职场中的当事人,我们就不只是帮员工解决问题,也防止员工因个人因素产生影响工作效能的其他问题,并负有间接消弭后续问题产生时付出的其他处理成本的责任。

因此,涉及职场转介的需要时,面对这样的员工,我们的系统思考应包括以下三者:

1. 当事人和他的家庭;
2. 当事人在职场中的主管、同事和下属;
3. 当事人所寻求的医疗资源。

对上述这位主管来说,我们当时处理的层次显然是第一层:当事人和他的家庭的关系。处理方式在前面的篇章已经讨论了不少。然而,若更要发挥系统的眼光和力量,我们的处理则会同时考虑到职场内的协助资源(员工心理辅导或协助中心、人力资源部门、人事部门、员工福利委员会等)以及职场外的协助资源(提供员工协助的厂商、医疗与法律等专业机构、心理咨询转介等)。

　　也就是说，当我们在第一个层次接触当事人时，家庭治疗的介入可以连带对其他两个层次发挥影响；借助组织转介，我们也协助当事人了解了公司的可用资源，以及企业可以如何处理员工关系。

　　在此过程中，当事人的保密原则和企业转介的效益常让助人工作者感到为难。其实，站在系统的角度，对当事人而言，我们处理的是他的内在和家庭问题，对组织而言，我们只需要通过咨询来帮助企业缓解员工的困扰。

　　因此，我们可以处理很多当事人的议题，也可以只回报企业："适时提醒员工休假、释放工作压力，可帮助员工提高工作效能。"

　　系统的眼光在职场中的应用，最重要的是提醒我们扩大视野，看到当事人的处境和组织的脉络。当不同的立场能在系统的视框下同时被思考时，职场中的助人工作就可在不同的角落中发挥作用。

第三节　系统思维在小区的发展

　　一般来说,小区里的助人机构可以分为三种类型:政府设立的社福单位(如家暴中心、心理卫生中心)、财团法人的社福机构(如"张老师"基金会、世界展望会),以及私人设立的执业机构(如心理咨询所、心理治疗所)。

　　依照我们访查的结果,公立部门的机构往往受经费与人力的限制,大多关注社会热点或潜在的议题发展,在服务的提供上多属短期的活动,在专业人力上大多采用特约形式。相较之下,财团法人的机构多偏向服务某一族群(如励馨基金会提供性侵害女性受害者服务,伊甸基金会提供身心障碍者服务),较能提供长期性的服务,特别是制度健全的机构,会更重视兼任专业人力的稳定性及训练所属人员对该特定议题的了解。私人执业机构除了承接政府项目外,消费层级仍偏中产以上阶级。

　　在小区发展助人工作,免不了系统思维的介入。早期的小区服务人力多采用社工人员,在评估、访视、社会资源的提供上多有着力。但随着多元族群和社会议题的复杂度逐渐提升,让更多心理及医疗人员进入小区协同合作已形成趋势。

　　以一个儿童、青少年收养机构的运作模式为例:此单位采用家庭照顾式的服务,视机构内家庭空间的布置为疗愈的一部分,服务人力包括专任的保育老师、社工人员,新聘的专任心理师,以及外聘与驻点的兼任心理师。

　　在整个系统的分工上,由社工负责评估新入住孩子的家庭背景,决定是否开案,心理师则负责提供心理评估信息,作为开案与否的辅助。机构内的孩子几乎都接受心理咨询服务,由外聘及驻点的心理师提供,并无次数上的限制。同样地,孩子每半年都会接受一次心理师辅助社工师完成的评估服务。

　　在心理层面的处理方面,除了服务该单位的心理师外,还有专任心理师了解机构内所有孩子的状况，并经过评估与观察，让社工及保育员知道不同程度的讯息。在机构的系统内，心理师也同时处理保育人员的情绪，强化保育人员照顾孩子的功能，并适时与社工师合作，让社工师有更多元的信息来做适切的处理。

在机构系统外的合作方面，涉及驻点的心理师及孩子就读的学校。专任心理师会借由孩子与学校联结，协助导师、科任老师、辅导室了解孩子，并提供老师如何指导其他孩子、老师、家长与该孩子相处的信息。

最后，除了定期的个案会议之外，机构亦定期付费邀请外界的专业老师前来进行团体督导，强化系统内及系统外的合作与联系。

从这样的模式中我们可以看到，心理专业人员在其中扮演的角色超越了传统上驻守在会谈室内的功能，能与社工人员在评估与服务上分工合作，谨守彼此的本分与界限。可见，系统/关系的思维在小区中的运作，其功能不仅在于对当事人的服务，更重要的是"专业间的循环思考"，了解专业的角色界限，避免因专业权力的失衡而损害案主的权益。

此外，目前各机构与专业人员的合作方式多为各自寻找适合驻点的专业人员。但在私人执业机构纷纷设立的状况下，也许公立部门的机构可发挥系统权力的优势，建立不同类型机构间的合作网络，让专业合作能从个人之间发展到机构之间，使助人工作真正在社会大众的认知下发挥作用。

第四节　系统思维在医疗体系的发展

家庭在疾病复原上扮演十分重要的角色。除了一般疾病之外，这些年来，台湾罹患精神疾病的人口也不断增加，使得疾病的家庭照护与沟通需求愈来愈大，神经症家庭的数量也随之提升。陈美碧、尹祚芊及蔡欣玲(1999)曾研究台北市北区 385 位被卫生单位列管的精神病患，发现大多数精神病患出院后都回归家庭，但因为疾病的影响而出现人际上的退缩，呈现与社会疏离的状态，因此，在小区中频频发生扰邻或伤人事件，带给家庭沉重的负担。

其实不只是精神疾病，许多慢性疾病和突发的症状同样让人不知所措，影响心情，也影响与亲友的相处。这些令人担忧的现象，如果用系统的观点来重新诠释，我们可以体会到，除了疾病本身的作用外，更重要的是个人及周边系统如何因应这些外在的冲击。也就是说，疾病家庭若无适当的支持与协助，常有挫折的感受，而对周围的人、事、物感到生气，也影响疾病的复原。

因此，若医疗系统能进一步通过家庭的工作促进病患及其家人的关系，不仅对出院的准备及疾病的照护很有帮助，也可避免病患在医院中获得治疗后回归家庭，又因为家庭关系不睦而导致症状恶化。

当然，许多医院都已经有了这样的概念。几年前，一名未婚产子的学生到医院就诊。在医师诊疗后，医院的社工师接着会谈，协助学生申请社会相关资源与补助。这些资源让学生更有力量成为一个未婚母亲，毕竟减少经济上的困扰，对一个还在求学的小妈妈而言是重要的。

然而，回到学校后，她仍然不断地回辅导室求助。因为除了经济之外，还需要太多心理上的调适，孩子出生后该如何面对未来，以及如何面对父母嘴上说接受实际却总是给她摆脸色的难堪。

在此过程中，由于深刻感受到全家人备受这个重大事件的冲击，在应接不暇的事情中，没有多余的心力去同情与照顾彼此的心情，所以治疗师邀请他们一同来会谈，正视彼此关系中存在的矛盾，以期更有力量面对未来的挑战。

然而，如果这个当事人不是还在就学，她去哪里寻找这些资源来帮助她面对与家人的关系呢？

这里有另一个受到疾病冲击的例子。一名 40 岁的女性，在一场小区演讲后主动攀谈。她还没开口说话，眼眶就红了。她提到不久前罹患癌症的父亲，医生宣告其来日无多。从医生宣告以来，她就一直在思考自己可以做些什么，每当看到父亲对周遭的事物失去兴趣，她就忍不住要找许多事情让父亲可以参与：

她去买了一间新房子，让父亲可以和设计师沟通如何装潢；

她找了很多旅游杂志，希望父亲可以挑出旅行的地点；

她在家里布置了一个花园，期待父亲能种种花、放松心情……

但愈做这些事，她就愈紧张，因为父亲的活力似乎怎么努力也回不来。

谈到这里，她眼泪一直掉。聆听演讲的过程让她发现，也许是她还没准备好：父亲真的生病了。

不管在哪个场域，都时常会听到这样的故事——特别是在面对生死起落的医疗体系内。

在硕士班的家庭治疗课上，有一组学生到医院访问医师。他们从受访医师那里带回了"情绪无尘"四个字。

我们对这四个字的理解是这样的：

医护人员面对病人的时候，要保持身体的无菌，但要在医疗体系待得久了，还得练就"情绪无尘"的功夫。保持内心和情绪的无菌，去迎接病人面对生死、残破、挫败时的无奈。

就是因为知道"情绪无尘"的困难，我们更发现系统观应用在医疗场域的重要性：不只病患及其家庭需要支持，整个医疗系统内的医护人员更需要支持。虽然在有限的人力下，可能无法提供所有需要的家属治疗的资源，但在系统思考的指导下，却能增进临床转介的敏感度。

医疗场域不应该是转介的终端。系统的"循环性思维"发现，学校、职场、小区、医院本就是一个相互转介的分工网络。我们愿意了解并尊重彼此的专业与限制，回归所有助人工作的初衷：一切都以当事人的福祉为优先。

当我们具备系统思维的眼光时，我们看见：无论案主在哪里求助，无论求助的困扰是什么，背后都带着系统脉络的交互影响。学生受家人、老师、同学的影响；员工受同事、老板、职场文化与压力的影响；小区里的案主常带着多重问题求助，也往往同时接受多个专业人员介入协助，每个专业人员各自专注处理一部分问题，形成各做各的局面；医院里的医生针对症状进行处理与控制，但病人的身心发展与社会适应仍然和其身处的环境脉络息息相关，而病人的后续发展与社会适应又会直接影响病人的预后与复发。

以系统思维来看，不同的机构都可视为一个合作网络：在维护当事人福祉的共同目标下，不同领域的助人专业人员可以彼此链接、交换信息、协调分工，形成彼此合作的跨机构任务团队，让当事人获得更全面、更有效的服务，也让每一个助人者的工作更轻松些。

这一章只能算是对系统思维在各种场域应用的初探，针对每一个领域的实践，还有很多方面、很多案例可以探讨，还有很多主题值得研究。然而，知道系统思维可以应用在各种不同场域，对家庭治疗师应该有鼓舞的作用。系统思维并不局限于小小的心理咨询室内，其实到处都有系统运作的痕迹，只是我们能不能看得见的问题。

第五节　起身实践

如果我们这本书是成功的，那么现在您已经具备了系统思维的眼光与基本能力，我们想要邀请您成为"系统思维推广大使"，向您身边的人说明人在系统脉络里互相影响的道理，让他们知道"系统"真的会影响人，人也有能力影响系统，让他们也能理解甚至见证系统观点的力量。

如果愿意，您还可以进一步成为"系统思维实践者"，运用系统思维处理真实生活里的人与事，通过系统思维协助你的案主，让你的来谈者真正体验到系统观点带来的超越感与疗愈性。

如果您内心深处有个特别勇敢的灵魂，也许您会想要将系统思维用在自己的家人关系上，毕竟可以帮助别人的好东西，怎能不用在自家人身上呢？但当您这样做时，您可能会体验到前所未有的挑战：您的家人已经和您相处了一辈子，无论好坏都早已习惯了自己和对方的行为反应模式，现在您突然回家对着家人掏心掏肺，他们难免一时招架不住，会出现各种尴尬逃避的反应，让您感到失望，觉得全世界就您的自家人"最不可能改变"。

失望之余，说不定您会气得想把书给烧了。

我们想提醒您，修补和自己家人的关系，是系统思维最高等级的挑战。本书的作者也还在这条路上跌跌撞撞，处于持续努力之中。无论我们几岁，在外面如何功成名就，在自己家人面前，我们都只是一个脆弱的凡人：一个需要爱的孩子，一个担心的母亲，一个懊悔的父亲，一个孤单的妻子，一个心冷的丈夫……

但我们还没有放弃，因为家人是我们在这个世界上最在乎的人，所以我们愿意继续努力。

与您共勉。

参考文献

- 陈美碧、尹祚芊、蔡欣玲(1999),《台北市北区慢性精神病患心理卫生需求未满足相关因素之探讨》,《护理研究》,7(1),77 - 89。
- 利翠珊、萧英玲(2008),《华人婚姻质量的维系:冲突与忍让的中介效果》,《本土心理学研究》,29,77 - 116。
- Maslach, Christina & Leiter, Michael P. 著,陈柏苍译(1999),《企业睡人—击败职业倦怠症》(*The Truth about Burnout*),台北:高宝。

附录一

美国婚姻与家庭治疗
协会颁订之家庭治疗师
的核心能力

（赵文滔 译）

　　美国婚姻与家庭治疗协会组成了一个任务小组，2004 年研议出一份核心能力清单，其中包含六个主要范畴和五个辅助范畴。六个主要范畴如下：

　　一、进入治疗：在形成治疗合约（同意进行家庭治疗）之前，案主和治疗师之间所有的互动。

　　二、评估与诊断：厘清、确认欲处理的议题所涉及的所有治疗性活动。

　　三、治疗计划及个案管理：引导治疗方向，包含治疗外活动的所有作为。

　　四、治疗介入：用来改善求助议题的所有作为。

　　五、法律、伦理及规范：治疗中凡牵涉家庭咨询有关之法条、规范、原则、价值的考虑与行动。

　　六、研究及方案评估：治疗中关于有系统地评估治疗是否有效执行的部分。

　　每个主要范畴下皆包含五个辅助向度，这些辅助向度具体列举了家庭治疗师应具备的知识及技术。这些知能可以分为五类：概念、知觉、行动、评估、专业（伦理）。这些向度与具体知能可以作为家庭治疗师训练课程评估学员或受训者自我检核的清单。

1. 进入治疗		
序号	辅助向度	核心能力
1.1.1	概念	了解婚姻家庭治疗实践上基本的系统概念、理论和技术。
1.1.2	概念	了解个人、婚姻、伴侣、家庭和团体心理治疗的理论和技术。
1.1.3	概念	了解健康照护体系，其对服务的影响，以及其中的阻碍和差距。
1.1.4	概念	了解个人、婚姻、伴侣、家庭和团体心理治疗的风险与益处。
1.2.1	知觉	认得出脉络和系统动力（例如性别、年龄、社会经济状态、文化或者种族、性倾向、灵性、宗教、大系统，社会环境）。

续　表

1.2.2	知觉	考虑案主的健康状态、精神状态、其他治疗以及其他与案主生活有关的系统（例如法院、社会服务）。
1.2.3	知觉	认得出可能适合转介给其他专家进行评估及照护的议题。
1.3.1	行动	收集并检视初谈信息，将个体、家庭、小区、文化和脉络因素皆纳入考虑。
1.3.2	行动	决定谁需要来参加会谈，以及怎样组合（个人、伴侣、家人、亲朋好友）。
1.3.3	行动	促进所有需要参与的成员投入治疗。
1.3.4	行动	向案主及监护人解释机构规定、收费、双方权益和责任，包括隐私、保密原则和强制保护责任（duty to care）。
1.3.5	行动	从所有相关成员处取得治疗同意授权。
1.3.6	行动	与案主建立并维持适当、有效的治疗联盟。
1.3.7	行动	在治疗过程中随时邀请并运用案主回馈。
1.3.8	行动	与转介者、案主的其他专业协助者及付费者发展并维持合作的工作关系。
1.3.9	行动	在治疗中引发并调节个体间、伴侣间、家人间及团体间的互动。
1.4.1	评估	在专业实践及胜任程度上，评估治疗进行的适切性。
1.5.1	专业	充分理解与脆弱的、危机型的案主工作之法律要求及限制。
1.5.2	专业	根据相关规定及政策按时完成个案记录。
1.5.3	专业	建立并恪遵关于收费、记录及保密的原则。
2. 评估与诊断		
2.1.1	概念	熟悉人类发展、性别发展、性学、心理病理学、精神药物学、伴侣历程、家庭发展历程（例如家人、人际关系及系统动力）等原则。
2.1.2	概念	熟悉主要心理疾患，包括其流行性、病因、病理现象、有效治疗方式、病程及预后。
2.1.3	概念	了解共病对案主的影响及其需要，例如物质滥用和心理健康、心脏病与忧郁症。
2.1.4	概念	熟悉适合个人、夫妻、伴侣和家庭不同求助议题、治疗场域及文化脉络的各种衡鉴工具。
2.1.5	概念	熟悉当今主要评估及诊断各种心理疾病、物质滥用及关系功能的方法。
2.1.6	概念	了解各种评估及诊断方法的优点及限制，特别是与文化、社经及民族有关的考虑。

续表

2.1.7	概念	了解信度及效度的概念、应用衡鉴工具时的考虑,及其对治疗决策的可能影响。
2.2.1	知觉	评估每位案主投入治疗与愿意改变的程度。
2.2.2	知觉	有系统地将案主叙述、对案主的行为观察、案主呈现的关系模式、其他专业治疗者的报告、测验结果以及与案主的直接互动加以整合,以引导评估过程。
2.2.3	知觉	发展治疗假设时能考虑其关系模式、案主对求助问题的贡献(their bearing on the presenting problem),以及治疗外因素对案主系统的影响。
2.2.4	知觉	将治疗对案主实际生活中人际关系的影响纳入考虑。
2.2.5	知觉	考虑可能导致或加剧情绪及人际症状的身体/生理因素。
2.3.1	行动	根据系统及脉络来诊断和评估案主的行为及关系的健康程度与问题。
2.3.2	行动	对儿童、青少年、年长者及有特殊需要人士,能根据其发展阶段进行评估并提供合适服务。
2.3.3	行动	运用有效的系统取向会谈技术及策略。
2.3.4	行动	能实测及解释评估测验的结果。
2.3.5	行动	对物质滥用、儿虐、长者虐待、家暴、肢体暴力、潜在自伤危机等可能危及自己或他人的状况,检选并发展适当的安全计划。
2.3.6	行动	使用家庭图或其他评估工具来评估家庭史及家庭动力。
2.3.7	行动	问出相关而正确的生理—心理—社会史,以理解案主问题的脉络。
2.3.8	行动	找出案主的优势能力、韧力及可用资源。
2.3.9	行动	从每一个受访成员的观点来阐释求助问题。
2.4.1	评估	评估采用的衡鉴方法是否符合案主需要。
2.4.2	评估	评估是否具备以系统观点理解议题及治疗过程的能力。
2.4.3	评估	评估对心理健康及关系所作诊断的正确性及文化适切性。
2.4.4	评估	评估治疗师与案主对治疗目标及问题诊断的同意程度。
2.5.1	专业	能有效运用督导及专家咨询。
3. 治疗计划及个案管理		
3.1.1	概念	知道应对特定求助问题最有效的理论模型、治疗方式及介入技术。
3.1.2	概念	知道如何向第三方收费,了解申请保险支付的必要程序及其风险。

续　表

3.1.3	概念	了解精神药物及其他药物对案主的疗效与对治疗的影响。
3.1.4	概念	了解有助康复的各种服务,例如自助团体、十二步骤方案、同侪协助服务、辅导就业等。
3.2.1	知觉	整合案主回馈、评估分析、脉络信息和诊断,形成治疗目标与计划。
3.3.1	行动	运用系统观点与案主一起发展可评量的治疗结果、治疗目标、治疗计划及追踪服务计划。
3.3.2	行动	设定治疗目标的优先级。
3.3.3	行动	发展一个如何进行治疗的具体计划。
3.3.4	行动	设计符合案主需要的治疗,并促进系统改变。
3.3.5	行动	让治疗朝设定目标发展。
3.3.6	行动	处理风险、危机及突发紧急状况。
3.3.7	行动	与其他利害关系人合作,包括未出席的家人、重要他人及专业人员。
3.3.8	行动	指引案家善用复杂的照护系统,协助案主获得所需的照护。
3.3.9	行动	发展终止治疗及事后照护的计划。
3.4.1	评估	评估治疗朝设定目标发展的情形。
3.4.2	评估	知道治疗目标与计划何时需要修正。
3.4.3	评估	评估风险程度,管理风险、危机与突发紧急状况。
3.4.4	评估	评估疗程是否符合政策要求和执业机构工作流程。
3.5.1	专业	注意自己对案主及治疗过程的反应,特别是对治疗行为、医病关系、解释流程的过程及治疗结果。
3.5.2	专业	协助案主得到高质量照护、适当的资源与服务。
3.5.3	专业	参与与个案相关的开庭等法律事务。
3.5.4	专业	遵照执业机构政策、专业规范及当地法律,撰写治疗计划及个案记录。
3.5.5	专业	在治疗会谈及其他专业会议中,运用时间管理技巧。
		4. 治疗介入
4.1.1	概念	理解各式个别、系统治疗模型及其应用,包含循证基础(evidence-based)治疗及适合特定文化的取向。
4.1.2	概念	知道特定治疗模型的优势、限制及禁忌,以及一个模式包含家庭失功能、诱发疾病和文化缺陷等假设可能会造成的伤害。

4.2.1	知觉	知道不同技术可能对治疗过程造成的影响。
4.2.2	知觉	分辨内容与过程的差异、在治疗中的角色,及其对治疗结果的潜在影响。
4.3.1	行动	针对案主的需要、目标与价值,选择合宜的治疗方式与技术。
4.3.2	行动	针对案主的状况需要调整介入(像案主的性别、年龄、社经地位、文化/种族/民族、性倾向、残障、个人史、社群等)。
4.3.3	行动	重新诠释问题和重复互动模式。
4.3.4	行动	在治疗中使用关系问句和促进反思的评论。
4.3.5	行动	协助每个家庭成员适当地投入参与治疗过程。
4.3.6	行动	促进案主发展及统整解决问题的方法。
4.3.7	行动	去除紧张和混乱的状况,增进所有参与者的安全感。
4.3.8	行动	赋能案主及其关系系统,建立彼此间以及与社群的正面关系。
4.3.9	行动	向严重精神疾病或其他疾病患者家属提供心理健康教育。
4.3.10	行动	修正不见成效的介入,以达治疗目标。
4.3.11	行动	达成治疗目标时,进行建设性结案。
4.3.12	行动	将督导及工作团队意见整合至治疗中。
4.4.1	评估	评估介入是否与治疗模型及改变的理论一致,是否与文化和脉络相关,是否呼应治疗计划和目标。
4.4.2	评估	评估是否具备有效进行介入的能力。
4.4.3	评估	根据治疗进展,评估治疗结果。
4.4.4	评估	评估案主对介入的反应或响应。
4.4.5	评估	评估案主结果以决定其是否需要继续、终止治疗或转介。
4.4.6	评估	评估案主因移情、原生家庭、目前压力程度、生活状况、文化脉络等因素而对治疗产生的反应,及其对治疗介入和结果的影响。
4.5.1	专业	尊重多元观点,包括案主、团队、督导,及其他与个案相关的专业人员。
4.5.2	专业	设定适当界限,处理治疗三角议题,发展合作工作关系。
4.5.3	专业	说明介入的理由时,能整合评估信息并呼应治疗目标与计划,以系统观点理解案主背景脉络及动力。

5. 法律、伦理及规范		
5.1.1	概念	知道与婚姻家庭治疗有关的州、联邦、省法律和规定。
5.1.2	概念	知道与婚姻家庭治疗有关的专业伦理和标准。
5.1.3	概念	知道机构的政策与工作流程。
5.1.4	概念	了解作出伦理决定的过程。
5.2.1	知觉	知道何时必须采取伦理、法律、专业责任及执业规范相关行动。
5.2.2	知觉	认得执业情境中的伦理困境。
5.2.3	知觉	知道何时应咨询法律意见。
5.2.4	知觉	知道何时应咨询实务督导或顾问意见。
5.3.1	行动	随时注意与伦理、法规及专业规范相关的议题。
5.3.2	行动	根据执业规范建立并评估机构政策、工作流程和相关表格,以遵守相关法规及保护案主隐私权。
5.3.3	行动	知会案主及其法定监护人关于隐私权保护的限制及强制报告的条件。
5.3.4	行动	对透露自伤、自杀、虐待及暴力风险的案主,确立安全保护计划。
5.3.5	行动	遭遇伦理及法律困境时,采取适当行动。
5.3.6	行动	依法通报相关信息给有关主责单位。
5.3.7	行动	在执业专长领域及能力范围内提供服务。
5.3.8	行动	获得有效执业必须具备的进阶知识及理论。
5.3.9	行动	获得执照和专长认证。
5.3.10	行动	依自己需要接受继续教育,以维持专业能力。
5.4.1	评估	评估与伦理、法律及执业规范相关的活动。
5.4.2	评估	密切注意态度、个人利益、个人议题和困境,确保没有因前者而妨碍治疗或导致不当行为。
5.5.1	专业	适时并正确维持个案记录。
5.5.2	专业	当个人议题、态度和信念可能妨碍治疗时,咨询同侪或督导。
5.5.3	专业	通过自我督导、合议咨询、阅读及继续教育,维持专业成长。
5.5.4	专业	根据专业伦理、相关法规及政策收费,且只对涵盖的服务申请保险给付。

	6. 研究及方案评估	
6.1.1	概念	知道现存婚姻家庭治疗文献、研究及以证据为本的工作。
6.1.2	概念	了解与婚姻家庭治疗有关的量化及质性研究及方案评估方法论。
6.1.3	概念	了解与进行实务研究和方案评估有关的法律、伦理及脉络议题。
6.2.1	知觉	认得出治疗师或案主可以参与进行实务研究的机会。
6.3.1	行动	阅读最新婚姻家庭治疗及其他专业文献。
6.3.2	行动	在实务工作上运用最新婚姻家庭治疗及其他专业研究成果。
6.3.3	行动	批判、评论专业研究,评定文献中研究及方案评估的质量。
6.3.4	行动	决定实务上的作为及技术是否有效。
6.4.1	评估	评估最新实务文献上的知识及其应用价值。
6.5.1	专业	为发展新知识作出贡献。

参考文献

- Gehart，D. R.（2010）. *Mastering Competencies in Family Therapy：A Practical Approach to Theory And Clinical Case Documentation*. Pacific Grove，CA：Brooks/Cole.

- Miller，J. K. ，Todahl，J. L. Platt，J. J.（2010）. The core competency movement in marriage and family therapy：key considerations from other disciplines. *Journal of Marital and Family Therapy*，Vol. 36，No. 1，59 - 70.

- Nelson，T. S. ，Chenail，R. J. ，Alexander，J. F. ，Crane，D. R. ，Johnson，S. M. ，& Schwallie，L.（2007）. The development of core competencies for the practice of marriage and family therapy. *Journal of Marital and Family Therapy*，Vol. 33，No. 4，417 - 438.

附 录二

课堂演练案例及
小组活动

以下案例演练或分组讨论主题皆对应本书第二、三章各节内容。教学时可以让学生事先阅读该节内容,上课时以5—6人小组的形式进行讨论与演练,最后再回到班上,由小组代表分享组内心得,然后由老师讲解并回答同学问题。

第二章 评估关系动力

[1]　父母之间的互补与相互影响

七年级男生小明在家时情绪易激烈起伏,与父母屡生冲突。

妈　　妈:小明无法专心,每天晚上写功课都要拖到11点,在校成绩倒数,生活习惯也很差,在床上吃东西,纠正他都不听。

爸　　爸:小明很赖皮,像昨天晚上就一直死缠烂打要买新手机。

治疗师:小明比较喜欢向谁赖皮?

妈　　妈:向爸爸。

治疗师:为何小明喜欢找爸爸赖皮?

妈　　妈:因为爸爸比较好讲话。

爸　　爸:我会看情况,可以买才买,这次买手机是扣他自己的零用钱。如果不答应他,他又会拗整晚,怕浪费掉他念书时间才答应他的。

治疗师:妈妈同意给小明买新手机吗?

妈　　妈:他上一部手机还用了不到一年!

治疗师:为何小明不会去找妈妈赖皮?

妈　　妈：因为他知道我一定不会答应。

治疗师：这样看来,妈知道怎样拒绝小明赖皮,爸比较招架不住?

爸　　爸：妈妈比较容易紧张,太注重成绩。小学时盯得很紧,后来小明反弹,常和妈妈吵得很厉害。

治疗师：妈妈同意吗?

妈　　妈：我已经放松很多了,现在只要求成绩维持"正常"而已,他连作业也不交,早上去学校随便抄一抄。他爸爸都不管他。

这对父母对孩子的不同管教方式,如何形成一种互补/互依关系?

父母在教养上的这种互补,与小明的问题行为有什么关联?

家庭治疗师如何将这种家庭动力上的关联性向父母加以说明?

和你的小组成员讨论一下,然后练习对这一对父母说明你对小明问题的家庭动力分析。(请以第一人称向他们说明,仿佛他们在场。请勿以第三人称分析案例。)

[2]　青少年亲子冲突:界线、分化与三角关系

七年级男生"小华"在家与母发生数次激烈冲突,对母施暴,拒学,送医住院 3 个月,诊断为躁郁症。

家族治疗师：你怎么看你自己的情况呢?

小　　　华：我妈什么都要管,头发也管,房间也管,整天念个不停,谁都会被她逼疯!

家族治疗师：爸爸认为小华的问题出在哪里?

爸　　　爸：小华可能开始感觉到,他妈妈的反应常常很歇斯底里、反复无常,所以像我以前一样忍受不了吧。不过他不应该动手,像我已经 3 年多没有情绪失控打人了。

家族治疗师：妈妈认为小华的问题在哪里?

妈　　　妈：他很怕他爸爸,他爸爸凶起来很可怕,可是他爸爸整天不在家,2—3个月才回来一次,平常都是我一个人在处理小华的事。现在他根本

不听我的,我哪里管得了他!

家族治疗师:小华怎么看你父母讲的情况呢?

小　　　华:他们两个人整天吵,每件事都可以吵,烦都烦死了。干脆彼此掐死对方算了!为什么不离婚呢!

为了解小华与父母的关系动力,你还需要哪些信息?

试着借助分化与三角关系的概念,练习向这一家三口说明小华的情绪问题和父母的关联,并提出如何改善的具体建议,告知他们三人各自需要做哪些调整。

[3]　人际沟通

3-1:小组讨论

播放一段约10—15分钟的影片,然后分小组讨论影片中人物的沟通过程中有没有出现语法、语用和语义彼此不一致或矛盾。

3-2:小组分享

在小组里轮流分享自己在生活中较常出现的习惯性沟通姿态(讨好、指责、打岔、超理智),并分享这样的沟通姿态带来的经验与感受。

[4]　依附关系

4-1:小组讨论

15岁少女小玉,自11岁起经常逃学、逃家,其间曾住过朋友、干舅舅、男友家,目前住在第四任(现任)男友家半年多。现任男友29岁,曾入狱服刑,目前失业在家。

小玉因缺课过多被提报中辍。学校社工去家访时,爸爸表示该打该骂都做过了,已经拿小玉没办法,放弃了,不知道她现在住哪里。经了解,小玉妈妈约10年前离家出走,数年来从未与家人联络,家人表示不知其去向,但她近2年偶尔会与小玉私下见面。自从妈妈出现后,爸爸便要求妈妈接手管教女儿,否则要对妈妈提起诉讼。

小玉不肯返家居住,妈妈住在同居人家不方便让小玉同住,爸爸很生气小玉屡劝不听,也不希望她回去住,免得学校警察常联络爸爸找人,因而小玉一直待在男友家。男友缺钱,小玉平时很少回家,一回家就偷东西,家人对她很失望,将门锁换掉。

对于为何不肯返家,小玉说,爸爸会打她、骂她,祖母又爱叨念。母女关系刚开始还不错,直到母亲接手管教小玉,要她按时上学后,小玉开始对社工抱怨妈妈未尽到做母亲的责任。

应用依附理论,讨论小玉的问题行为脉络与可能的辅导方向,练习对小玉或社工说明你的评估。

4-2:演练-评估依附史

由一人担任咨询师,另一人扮演受访者,自由运用下列问题进行依附史评估:

上小学前是由谁照顾的?

喜不喜欢当时的照顾者? 你认为他/她喜不喜欢你?

来到现在这个家是什么时候? 当时体验如何?

会不会想念之前的照顾者? 有没有回去看他/她?

喜欢现在的照顾者吗? 你认为他/她喜不喜欢你?

心里会不会担心照顾者离开你、不要你? 当你这样想时,会有什么反应?

练习对受访者说明你的评估,小组成员给予回馈及进行讨论。

[5]　关系模式的代间传递

5-1:小组讨论

在小组里轮流分享、反思自己家庭里习惯性的情绪反应模式,特别是在:(1)遇到开心的事时;(2)遇到令人生气、不满的事时;(3)遇到难过的事时。

分享时,其他成员适度提出询问,协助分享者反思、分享更多方面,避免给出建议或表现出评判的态度。

5－2：小组讨论

在小组里轮流分享、反思自己父母的教养风格(父和母的风格分别讨论)，以及自己的教养风格。反思、解读两代之间的共同处和差异性。

5－3：小组讨论

在小组里轮流分享、反思自己对婚姻或伴侣亲密关系的看法、信念、禁忌，以及重视的价值与期望。若能举出曾经发生过的实际经验佐证自己的看法则更佳。

然后轮流分享自己父母的婚姻关系，包括他们目前的关系状态，他们如何表达爱意，日常生活如何相处，如何处理争执，如何沟通彼此价值与期望等。

然后反思两代之间的共同处和差异性。

[6]　家庭韧力

小组成员一起轮流访谈其中一名成员，协助他/她回顾过去曾经历过的家庭逆境事件，并适度提问以从中找出家人之间有助于适应的韧力元素。分享的成员可以决定分享主题与内容的深浅程度，暂时避免分享尚未做好心理准备或担心会被评判的内容。每轮访谈约进行 15—20 分钟。

访谈完成后，组员之间或全班一起回顾、讨论刚才的过程，分享的成员可以分享受访过程中的经验与体会，访谈者分享在访谈过程中的经验。

[7]　进入语言与意义的世界

7－1：小组分享

在小组里分享阅读完第二章第七节后的想法、感受与任何联想，并分享这一节的内容可能对自己产生的影响。

7－2：反思团队练习

可全班一起或分组进行。邀请一位自愿受访者，分享一段最近生活中发生的"想谈谈或值得一提的事"，与一位访谈者进行反思性访谈。访谈约15—30分钟，然后由反思团队的成员在彼此间进行讨论与分享(不要对受访者说)在聆听访谈过程中产生的想法与感受。然后访谈者邀请受访者分享其聆听反思团队成员意见之后的想法与感受。

全部完成后,在全班或小组里重新回顾这个反思团队的诠释、再诠释历程,并提出反思性看法,以及想要讨论的疑惑。

第三章推动改变,修补关系

(1)协助家人投入治疗

由一人扮演个别咨询求助者,提供求助问题及相关背景信息。小组成员一起或轮流探问,进一步收集资料,并向求助者说明求助问题与家人可能的关联性,说服求助者邀请其他家人一起来谈。如果求助者表示邀请家人有困难,则探讨邀请家人的具体困难所在,协助求助者化解困难。

演练 10—20 分钟后,进行过程讨论,分享学习心得及感到有困难之处。(避免花时间分析个案关系动力,或评论家人人格特质。)

(2)探问、治疗师的发言位置以及进入脉络

一、选择探问的焦点及演练治疗师的发言位置

小组成员扮演家人(至少三人),呈现一求助问题(最好有真实案例或亲身经验作基础,加以演绎发挥,避免流于肤浅),让扮演家庭治疗师的成员进行探问访谈。在此过程中,"治疗师"谨慎选择自己探问的焦点,选择一个最能将话题带往治疗目标的方向的焦点,忽略会让会谈"往后退"的信息。必要时,停下来思考多久都无妨,想清楚再开口。

"治疗师"随时注意自己的发言位置,观察自己每次发言后对方的反应,判断是否成功地站在对方的立场说话。

演练 15—30 分钟后,进行过程讨论。讨论时由"治疗师"先分享会谈过程的心得及感到有困难之处,然后"家人"逐一给"治疗师"以具体回馈:在刚才的会谈过程中,"治疗师"说的哪一句话打动了内心,哪一句听了不太爽,哪

一句听不太懂。

二、进入脉络

小组成员扮演家人(至少三人),呈现一求助问题,让扮演家庭治疗师的成员进行探问访谈。"治疗师"通过询问每位家人,收集与求助问题可能相关的脉络数据,包括问题开始出现的时间、事件发生的经过、当时每个人的反应、事后的处理、每个家人怎么解读这起事件,以及和求助问题有关的其他脉络信息。在此过程中,"治疗师"试着运用家人提供的信息,组织出一个对求助问题的新理解,以利调整彼此关系,化解问题。

演练 15—30 分钟后,进行过程讨论。讨论时由"治疗师"先分享会谈过程的心得及感到有困难之处,然后"家人"逐一给"治疗师"以具体回馈,并透露、提醒还有哪些信息可能有关,可以询问。

(3) 促发对话(enactment)

一、邀请对方响应

小组成员扮演伴侣或家人(至少两人),呈现一求助问题,让扮演家庭治疗师的成员进行访谈。"治疗师"适时邀请家人回答对方发言中的不满或疑问,或是轮流针对一方发言中的某个观点,邀请对方发表意见或感想。不要让某个家人长篇阐述自己的观点,也不要让家人打断对方的响应加以反驳。

演练 15—30 分钟后,进行过程讨论。讨论时由"治疗师"先分享会谈过程的心得及感到有困难之处,然后"家人"逐一给"治疗师"以具体回馈,并分享在对话过程中的感受(对自己、对对方)。

二、协助家人克服沟通阻碍

小组成员扮演伴侣或亲子(从二人组开始练习,视情况增加人数/难度),讨论一个有意见分歧、容易引发争执但又不至于立刻陷入火爆僵局的话题,并尽量自行对话一阵子。"治疗师"仔细观察双方的沟通,找适当的时机停住家人的对话,向家人明确说明双方对话过程中障碍如何一步步发生,待双方确认后(同意,或在惊讶中消化),分别确认双方在目前状态下的痛苦/不满,及彼此想改变现状的意愿,然后具体说明双方各自在哪些部分需要调整,具体建议如何调整才能达到他们自己想要的目标。

演练 15—30 分钟后,进行过程讨论。讨论时由"治疗师"先分享会谈过程的心得及感到有困难之处,然后"家人"逐一给"治疗师"具体回馈:刚才"治疗师"说的哪句话有用,哪句话没用,哪句话有反效果。

三、提炼和对焦

"伴侣"或"亲子"(二人组)进行轻微的争执,偶而可以进行温和的人身攻击(不要陷入冷战式的僵局)。"治疗师"仔细听双方发言,不时将有用的话与背后呼之欲出的意义和情感摘述呈现给"家人",并要求"家人"对提炼出来的焦点作响应。如果"家人"继续重复原先争执的言词,或沉浸在自己的观点及情感里,想办法温柔地让他们响应"治疗师"整理出来的重点。

演练 15—30 分钟后,进行过程讨论。讨论时由"治疗师"先分享会谈过程的心得及感到有困难之处,然后"家人"逐一给"治疗师"具体回馈,并分享在访谈过程中对"治疗师"的感受。

(4) 处理冲突

一、家庭治疗师如何面对冲突

在 3—6 人小组里,分享自己在治疗中对或生活中面对家人、身边的人的冲突时,最常有的第一反应为何,反思自己的惯有反应透露出什么意义,以及这些反应与意义让自己联想起过去的什么经验。分享 15—30 分钟。

二、在对立紧张加剧之前化解其掉张力

小组成员扮演伴侣或亲子,讨论一个有意见分歧的话题,并刻意往争执的方向发展,直到双方陷入火爆对骂的局面。"治疗师"须尽快听懂双方各自坚持的重点,并引导对方响应要点。如果介入的手段不见效果,"治疗师"就要练习逐渐采取较强烈的手段,直到争执双方能响应"治疗师"的引导或中断争执为止。当双方暂停争执时,"治疗师"要设法让双方调节自己的生理激动状态,然后以尽可能简明扼要的方式,向双方说明刚才的冲突如何一步步发展至不可收拾的结果。

演练 15—30 分钟后,进行过程回顾讨论。讨论时由"治疗师"先分享会谈过程的心得及感到有困难之处,然后"家人"逐一给"治疗师"以具体回馈:刚才"治疗师"说的哪句话有用,哪句话没用,哪句话有反效果。

三、从冲突进入重要经验脉络,增进彼此的亲密感

小组成员扮演伴侣或亲子,讨论一个有意见分歧的话题,尽快陷入争执,但避免火爆对骂。"治疗师"协助说者注意到对方是否能听他说,协助说者调整自己的用词(及态度),找到听者可以听得进去的方式来表达自己的意见。接着"治疗师"探讨,为何听者对某个点反应特别激烈,这反应是从哪里来的,并进一步探讨过去经验、原生家庭经验对双方目前反应的影响。设法营造温柔的气氛,在一方分享自己过去脆弱经验后,引导、鼓励对方表现出体谅、接纳的反应。

演练 15—30 分钟后,进行过程回顾讨论。讨论时由"治疗师"先分享会谈过程的心得及感到有困难之处,然后"家人"逐一给"治疗师"以具体回馈:刚才是否感觉更了解对方了,愿意体谅对方了;"治疗师"说的哪句话有用,哪句话没用,哪句话有反效果。

(5) 促进关系:"感情增温"访谈

由两名成员扮演伴侣/夫妻,由一位访谈者自由运用下列问句,进行"感情增温"访谈:

你们什么时候认识彼此的? 怎么认识的?

当时对方吸引你的地方是什么?

(问另一个人)那你呢,对方吸引你的是什么?

对方曾经做过最感动你的一件事情是什么?

(问另一个人)那他/她有没有做过感动你的事?

生活里有没有他/她常常会做,让你感到很窝心的小事?

询问两人访谈之后的感受。